CURACIÓN CON OMEGA 3, 6 y 9

CURACIÓN CON OMEGA 3, 6 y 9

© Adolfo Pérez Agustí

MADRID

http://www.edicionesmasters.com

edicionesmasters@gmail.com

CURACIÓN CON OMEGA 3, 6 y 9

La poderosa industria del alimento está sufriendo una transformación intensa a causa de las presiones de los consumidores -cada vez más y mejor informados-, quienes demandan ahora alimentos de cultivo biológico, libres de sustancias químicas, y dotados de propiedades terapéuticas que le alivien sus enfermedades o, al menos, las prevengan.

Las farmacias se defienden como pueden, pues a fin de cuentas les están quitando un mercado que hasta ahora era de su exclusividad, e intentan alertar al público con mensajes como "consulte a su farmacéutico" o "de venta exclusiva en farmacias". Con ello intentan impedir lo que ya no podrán lograr, que no es otra cosa que el derecho de los ciudadanos a cuidar su salud por medios propios, sin necesidad de recetas médicas ni de pagar precios desorbitados.

Lo curioso de este cambio es que las tiendas de herbodietética ya llevan muchos años comercializando numerosos compuestos saludables bajo el epígrafe "complemento alimenticio", y padeciendo por ello numerosas trabas para poder incluir prospectos orientativos en sus envases, pues los organismos de Sanidad (regidos por farmacéuticos) les prohíben cualquier tipo de papel informativo. Sin embargo, ahora vemos en los supermercados docenas de productos puramente alimenticios con ostentosa publicidad que nos habla de "reforzar las defensas", "bajar el colesterol" y "controlar la tensión arterial", además de otros que nos aseguran que llevan "antioxidantes que previenen el cáncer" (caso del vino) y hasta algunos que "sirven para la arteriosclerosis", como ocurre con el jamón serrano. La mayoría de estas afirmaciones no resisten el menor estudio imparcial, pero allí siguen con su publicidad, algo que la totalidad de los herbolarios siguen sin poder ejercer. En resumen, la ley es implacable con las tiendas de herbodietética y los laboratorios que fabrican sus productos, pero sumamente suave con los supermercados y las empresas de la alimentación. ¿Razón? Los supermercados no son competencia de las farmacias, pero los herbolarios sí. Si tenemos en cuenta que el Ministerio de Sanidad está regido esencialmente por farmacéuticos, es fácil sacar la conclusión.

Y en este mundo se mueven los ácidos grasos Omega 3, 6 y 9, extraordinarios para la salud, ahora añadidos hasta en la leche de vaca y los embutidos. ¿Son tan importantes como nos aseguran quienes los comercializan? Indudablemente sí, aunque alertamos al lector inteligente a que no admita su incorporación en los productos derivados del cerdo, precisamente la carne menos recomendable para el consumo humano.

CAPÍTULO 1

Ácidos grasos esenciales

Cada célula de nuestro cuerpo está rodeada por una membrana celular integrada principalmente por ácidos grasos, la cual permite que cantidades apropiadas de nutrientes se incorporen a la célula, asegurándose también que los residuos puedan ser eliminados.

Para realizar estas funciones de forma óptima, la membrana celular debe mantener su integridad y fluidez, pues de no ser así las células pierden su capacidad para retener el agua y los nutrientes vitales. También pueden perder su capacidad para comunicarse con otras células. Los investigadores creen que esta pérdida de comunicación entre las células es una de las causas que conducen al crecimiento de tumores cancerosos.

Un ácido graso es una molécula orgánica formada por una larga cadena hidrocarbonada, de número par de átomos de carbono, en cuyo extremo hay un grupo carboxilo. Cada átomo de carbono se une al siguiente y al precedente por medio de un enlace covalente sencillo, mientras que al átomo de su extremo le quedan libres tres enlaces que son ocupados por átomos de hidrógeno. Los demás átomos tienen libres dos enlaces, que son ocupados igualmente por átomos de hidrógeno.

Los ácidos grasos son moléculas muy energéticas y necesarias en todos los procesos celulares en presencia de oxígeno, ya que por su contenido en hidrógenos pueden oxidarse en mayor medida que los glúcidos u otros compuestos orgánicos que no están reducidos. En este proceso electroquímico un átomo o ion gana uno o varios electrones, siendo un proceso contrario al de oxidación.

Esta explicación indudablemente será confusa para el lector no versado en química, por lo que intentaremos ser un poco más explícitos, empezando por clasificarlos en dos grandes grupos:

Clasificación por cadena

Cadena corta (volátiles):
- Ácido fórmico
- Ácido acético
- Ácido propiónico
- Ácido butírico
- Ácido isobutírico
- Ácido valérico
- Ácido isovalérico

Cadena larga:
- Ácido palmítico
- Ácido esteárico
- Ácido oleico
- Ácido linoleico (esencial)
- Ácido linolénico (esencial)
- Ácido araquidónico

Papel biológico de los ácidos grasos

Cuando es demasiado bajo el nivel de insulina o no hay suficiente glucosa disponible para utilizar como energía en los procesos celulares, el organismo quema ácidos grasos para ese fin y origina entonces cuerpos cetónicos, productos de desecho que causan una elevación excesiva del nivel de ácido en la sangre, lo que podría conducir a la cetoacidosis, un problema importante y muchas veces ignorado o pospuesto hasta otra vez. Los síntomas de esta enfermedad van desde la presencia de un aroma a acetona en el aliento, hasta la aparición de pequeñas manchas de color amarillento (o verduzco) sobre la piel, y la

ligera acidificación del semen, que conlleva un cierto dolor al eyacular.
En niños y adultos, la digestión de las grasas se produce de forma eficaz y casi completa en el intestino delgado, mientras que en los recién nacidos, la secreción pancreática de lipasas es baja. En los bebés, la digestión de las grasas mejora gracias a las lipasas segregadas por las glándulas de la lengua (lipasa de la lengua) y una lipasa presente en la leche materna.
El estómago interviene en el proceso de digestión de las grasas debido a su acción agitadora, que ayuda a crear emulsiones. Las grasas que entran en el intestino se mezclan con la bilis y posteriormente se emulsionan. La emulsión es entonces tratada por las lipasas segregadas por el páncreas.
Las enfermedades que perjudican a la secreción biliar, como la obstrucción biliar o los trastornos de hígado, conducen a graves deficiencias en la absorción de las grasas, como también sucede con las enfermedades que afectan a la secreción pancreática de las enzimas con actividad de lipasa, como la fibrosis cística. Como resultado, los triglicéridos con longitudes de cadena medias pueden tolerarse mejor en las personas que presentan una absorción deficiente de las grasas, y frecuentemente se utilizan como fuente de energía en la alimentación. La absorción intestinal completa de los lípidos puede verse afectada marginalmente por cantidades elevadas de fibra en la dieta.

Alimentos ricos en los distintos tipos de ácidos grasos

Tipo de grasa	Fuentes
Saturada	Mantequilla, quesos curados, carnes grasas, productos cárnicos (salchichas, hamburguesas, etc.), leche y yogures enteros, tartas y masas, manteca, grasas para pastelería, y aceite de coco y de palma.

Monoinsaturada (Insaturada)	Omega 9: Aceite de oliva; frutos secos, aguacates y sus aceites.
Poliinsaturada (Insaturada)	Omega 3: Caballa, sardina, boquerón, salmón y trucha (especialmente ricos en los ácidos grasos omega 3 de cadena larga, EPA o ácido eicosapentaenoico y DHA o ácido docosahexaenoico), nueces, semillas de colza, semillas de soja. Omega 6: Aceites de girasol, maíz y soja.
Ácidos grasos trans	Algunas grasas para fritura y pastelería (por ejemplo, aceites vegetales hidrogenados) utilizados en galletas, bollería y pastelería industrial, productos lácteos, patatas "de bolsa", snacks, palomitas y algunas margarinas.

Ácidos grasos con estructuras peculiares

Como ya se ha indicado, los ácidos grasos comunes tienen la cadena con un número par de átomos de carbono. Sin embargo, las bacterias sintetizan frecuentemente ácido grasos con un número impar de átomos de carbono, que pasan a las grasas animales. En el caso de los rumiantes, la peculiaridad de su alimentación, muy dependiente de la fermentación bacteriana, hace que estos ácidos grasos se encuentren en su grasa y especialmente en la leche en un porcentaje pequeño, pero significativo. También en algunos vegetales aparecen ácidos grasos de número impar de átomos de carbono, como el ácido pelargonioco, de nueve átomos de carbono, producido por la ruptura oxidativa del ácido oleico. Por la misma razón, aparecen en la leche y grasa de los rumiantes indicios de ácidos grasos de

8

cadena ramificada y ácidos grasos con dobles enlaces en configuración trans. Los ácidos grasos trans se encuentran también en pequeñas cantidades en algunos aceites de semillas poco frecuentes, pero son muy abundantes en las grasas procesadas por hidrogenación.

Esteroles vegetales

Desde hace más de cuarenta años se sabe que ciertos tipos de esteroles naturales procedentes de las plantas y conocidos como fitoesteroles, pueden disminuir los niveles de colesterol en animales y en humanos. Los esteroles vegetales, aunque estructuralmente estén relacionados con el colesterol, difieren de él en cuanto a que no se pueden absorber en los humanos. De hecho, cuando estas sustancias son ingeridas en el contexto de una dieta normal, los esteroles vegetales y sus derivados saturados, los estanoles, interfieren en la absorción del colesterol en el intestino humano, causando un descenso en las concentraciones de colesterol en sangre.

La ingesta diaria de fitoesteroles varía ampliamente en la población, dependiendo del tipo y de la cantidad de alimentos vegetales que comemos. Los fitoesteroles se encuentran en los aceites vegetales, semillas, frutos secos, legumbres y cereales. La ingesta habitual de esteroles en una dieta normal es de unos 100 a 300 mgrs por día. Los vegetarianos tienen una mayor ingesta. Sin embargo, la ingesta diaria típica es insuficiente para producir un efecto significativo en la reducción del colesterol.

Los esteroles vegetales extraídos de las plantas no pueden añadirse a los alimentos con facilidad. En cambio, si se procede a su esterificación mediante ácidos grasos se forma un esterol esterificado de plantas que puede incorporarse a los alimentos sin dificultad (especialmente a la parte grasa de las margarinas, leches o yogures), sin cambiar el sabor ni la apariencia de los mismos. En numerosos estudios, en los que parte de la grasa de la dieta se ha sustituido por esteroles vegetales en una dosis de unos 2 gramos al día, se ha conseguido una reducción del colesterol LDL entre un 10 y un 15%. Los grupos de estudio han estado constituidos por personas con hipercolesterolemia moderada, niños y adultos con hipercolesterolemia familiar, diabéticos y personas con cardiopatía coronaria. Por lo tanto, la ingestión de unos 2 gramos al día de esteroles vegetales y una dieta saludable puede ser un método eficaz para ayudar a disminuir las concentraciones elevadas de colesterol.

Procesamiento de los ácidos grasos

Refinado
La purificación de los aceites y grasas brutos, que se lleva a cabo por diversos métodos, persigue la eliminación de las materias extrañas, tales como humedad, ácidos grasos libres y materias colorantes y con olor, que están en suspensión, dispersión o disolución en aquéllos. En algunos casos, sólo se llevan a la práctica una o dos fases de dicha purificación; en otros, por ejemplo, en la producción de aceites de mesa, deben ser practicadas todas ellas. La eliminación de partículas finas dispersas, quizá en estado coloidal, comprende la eliminación de harinas e hidratos de carbono, así como de agua. Esta separación se consigue por decantación, por gravedad o por centrifugación, casi siempre después de haber calentado convenientemente las sustancias grasas.

Neutralización
La separación de los ácidos grasos libres se consigue por adición de una disolución de hidróxido o carbonato sódico, a la materia grasa relativamente caliente. La fase acuosa del jabón, formada durante el tratamiento, se elimina por decantación o por centrifugación de las pastas jabonosas.

Decoloración y desodorización
Para eliminar las materias colorantes que impurifican los aceites y las grasas, se utilizan materias adsorbentes, tales como arcillas

activadas, carbones vegetales o animales. Los adsorbentes se agregan finamente pulverizados sobre el aceite caliente, agitando posteriormente, preferentemente en ausencia de aire. Para separar las materias adsorbentes utilizadas de la materia grasa blanqueada, el conjunto pasa, mediante una bomba o por presión de aire o vapor, a un filtro que finalmente prensa el líquido. Los adsorbentes extraen también, en parte, las materias malolientes que acompañan a los aceites o grasas que se tratan; sin embargo, esta desodorización difícilmente alcanza un grado satisfactorio. Por esto, ha sido preciso construir equipos de desodorización capaces de eliminar los componentes volátiles, que son los que comunican olores indeseables a los aceites y grasas. Este objetivo se consigue haciendo que la masa de éstos sea atravesada por una corriente de vapor sobrecalentado, estando el ambiente a un vacío relativamente elevado.

Un desodorizador consiste fundamentalmente en un recinto dividido en varias secciones: el aceite entra por la parte superior libre de aire, a una temperatura de 150-160° C, y una presión absoluta de 6 mm de mercurio. Desde este compartimiento el aceite fluye al inmediato inferior, en el que es calentado hasta 238-255°C, desde el que pasa al siguiente, en el que se produce el inicio de la desodorización. En este compartimiento, que tiene dispuestas una serie de bandejas, el aceite circula a contracorriente con vapor de agua; este recinto está también mantenido a una presión de 6 mm de mercurio. A continuación, el aceite pasa a otro compartimiento en el que recibe la acción de determinados agentes, que tienen por misión prevenir que coja nuevos olores. Como final de la desodorización, el aceite es conducido al compartimiento inmediato inferior, en el que está dispuesta otra serie de bandejas, en las que se elimina todo resto de vapor. El aceite así desodorizado se enfría y filtra y, luego, se conduce a los tanques de almacenamiento.

Desmargarinación

En ocasiones, los aceites se someten a un proceso denominado como invernización, con objeto de eliminarles parcialmente las grasas saturadas. Algunos aceites, como el procedente del algodón, que son líquidos en verano pero que en invierno se transforman en una masa de apariencia lechosa y desagradable a la vista, deben ser sometidos al adecuado proceso para eliminar los glicéridos sólidos. Con objeto de prepararlos como aceites de mesa, e incluso para usos industriales como lubricantes, se refrigeran en tanques adecuados. Después de haber sido mantenidos un tiempo suficientemente prolongado a temperatura convenientemente baja, los glicéridos cristalizados se separan de los líquidos, mediante un filtro-prensa dispuesto en una sala mantenida a baja temperatura.

La obtención de la glicerina y los ácidos grasos en estado libre, es casi exclusivamente de naturaleza hidrolítica, razón por la que es necesaria la presencia de agua. A la temperatura ordinaria, el agua y los aceites son escasamente solubles entre sí, por lo que la hidrólisis progresa muy lentamente; sin embargo, existen numerosos agentes catalíticos que aceleran la velocidad de esta reacción, gracias a lo cual, tienen amplia aplicación en la industria. A temperaturas superiores a los 200ºC la solubilidad del agua en los aceites y ácidos grasos y la de éstos en aquélla, aumentan de un modo tan extraordinario, aun en ausencia de catalizadores. El conjunto de ácidos grasos obtenidos por desdoblamiento de las distintas materias grasas, con frecuencia, se somete a fraccionamiento, mediante destilación, cristalización o extracción por disolventes. Si se desea separar los ácidos de distinta longitud de cadena, por ejemplo, el láurico del palmítico, se emplea la destilación fraccionada; si, por otra parte, se trata de separar distintos ácidos de la misma longitud de cadena, tales como el esteárico, del oleico y el linólico (cada uno de los cuales posee 18 átomos de carbono y distinto grado de instauración), precisará operar por cristalización fraccionada o por extracción mediante disolvente.

Otros tratamientos
Las grasas refinadas son, con frecuencia, sometidas a ulteriores tratamientos que las transforman más o menos profundamente y

constituyen la base de diversas industrias. Las tres principales utilizaciones de los aceites y grasas son: alimentación, fabricación de jabones y detergentes, y la industria de pinturas y barnices.

En cuanto a los aceites comestibles (aceite de soja, algodón, maíz, etc.), la principal transformación química a que se someten es su hidrogenación que, desde el estado líquido, son transformados en grasas sólidas que dan lugar a las margarinas.

Los jabones consisten en la transformación de los glicéridos en jabón, con la separación de un importante subproducto: la glicerina. La industria de pinturas y barnices transforman aceites de naturaleza adecuada en pinturas, barnices y otros recubrimientos protectores, formulados y tratados de tal manera, que se secan al poco tiempo de ser utilizados. Las principales transformaciones que se producen en el secado son la oxidación y la polimerización del aceite.

Existen muchos otros métodos para tratar y modificar las grasas y aceites, algunos de los cuales citaremos a continuación.

• La *esterificación* de los ácidos grasos presenta importancia industrial, entre otras cosas, para la producción de esteres parciales de alcoholes polivalentes. Se utilizan en la fabricación de vinilos y celulosas.

• El intercambio de esteres o *transesterificación*, se utiliza para redistribuir los radicales de ácidos grasos de ciertos glicéridos, con objeto de adaptar sus propiedades físicas a determinados usos específicos. Este es el método empleado para producir el combustible biodiésel.

• La *oxidación* de los ácidos grasos no saturados puede conducir a la producción de hidroxiácidos o a rotura de la cadena, con formación de ácidos mono o dicarboxílicos, de bajo peso molecular. Se emplean abundantemente en cosmética.

• La *epoxidación* de los ácidos no saturados ha adquirido, recientemente, importancia industrial; así, el aceite de soja epoxidado se produce actualmente en gran escala como plastificante para ciertas resinas. También se emplean como disolventes.

• La *sulfonación* (más propiamente, sulfatación) de aceite de ricino y otros apropiados ha sido practicada, desde hace mucho tiempo, para la preparación de aceites de rojo turco. Para la producción de detergentes modernos se utiliza, tanto alcoholes grasos, como monoglicéridos sulfatados. Los alcoholes grasos utilizados para ser sulfatados se obtienen en gran cantidad a partir de aceites y grasas, por reducción catalítica, a alta temperatura o por reducción con sodio metálico y alcoholes de cadena corta.

Clasificación por tipo

ÁCIDO GRASO SATURADO

Los ácidos grasos saturados son aquellos con la cadena hidrocarbonada repleta de hidrógenos, por lo tanto, no tienen ningún enlace covalente doble en su estructura. Los ácidos grasos saturados son más comunes en los animales, especialmente en los mamíferos, sea cual sea la alimentación que reciben. Los animales salvajes en libertad, sin embargo, poseen una menor proporción de ácidos grasos saturados que los de granja.

Al carecer de dobles enlaces, a estos ácidos les cuesta combinarse con otras moléculas. Por este motivo, la mayor parte de las grasas saturadas se mantienen en estado sólido a temperatura ambiente. Todas las grasas animales son altamente saturadas, excepto las del pescado y los mariscos, que son muy poliinsaturadas. Algunas grasas vegetales, como el aceite de coco y el de palma, también son muy ricas en ácidos grasos saturados.

En numerosos estudios epidemiológicos se ha comprobado que la ingesta de grasas saturadas aumenta los niveles de colesterol en sangre, especialmente los de la fracción LDL (lipoproteínas de baja densidad). Aunque el mecanismo por el que este aumento se produce no está del todo esclarecido, parece ser que los ácidos grasos saturados enriquecen los fosfolípidos de la membrana celular, interfiriendo con la función normal de los receptores LDL y reduciendo de esta forma la absorción de las LDL por las células. Al reducirse la eliminación de las LDL, su concentración en la sangre es mayor.

Los ácidos grasos saturados y monoinsaturados pueden biosintetizarse a partir de hidratos de carbono y proteínas.

Ácidos grasos saturados más comunes
(En la medida en que su cadena (C) sea más corta, su efecto sobre el aumento del colesterol es menor)

Estructura	Nombre	Se encuentra en
C 4:0	butírico	leche de rumiantes
C 6:0	caproico	leche de rumiantes
C 8:0	caprílico	leche materna, vaca y aceite de coco
C 10:0	cáprico	leche de rumiantes, aceite de coco
C 12:0	láurico	aceite de coco, aceite de nuez de palma
C 14:0	mirístico	coco, nuez de palma, otros aceites vegetales
C 16:0	palmítico	abundante en todas las grasas animales
C 18:0	esteárico	grasas animales, cacao

Descripción detallada:

Ácido butírico

El ácido butírico es una grasa saturada, lo cual significa que todas las uniones de carbono en el centro de la cadena están ligadas a un átomo de hidrógeno. Es también una de las grasas cortas con sólo cuatro átomos de carbono.

Ácido caproico (o hexanoico)
Se encuentra en la leche de cabra y es el responsable de su peculiar olor.

Ácido caprílico
El ácido caprílico, una cadena corta de ácidos grasos, es muy efectivo contra la Candidiasis (hongos), encontrándose en gran cantidad en el yogur. A temperatura ambiente se presenta como un líquido incoloro de olor tenue. Es mínimamente soluble en agua, y es usado comercialmente para la producción de productos de perfumería y colorantes.

Ácido cáprico (o decanóico)
Es sintetizado en las células de la piel de las cabras. Se trata de una sustancia blanca, cristalina y de olor rancio que se encuentra en los aceites naturales en forma de glicérido. Se utiliza en la producción de perfumes, sustancias aromatizantes, agentes humidificadores y aditivos alimentarios.

Ácido láurico (o dodecanoico)
Corresponde a un ácido graso saturado de cadena intermedia. Inicialmente se sugirió que el ácido láurico no elevaba los niveles de colesterol; sin embargo, estudios recientes han demostrado que sí los eleva, aunque en una proporción menor que el palmítico. El aceite de coco (rico en laúrico) aumenta más los niveles de colesterol que la grasa de cordero.

Ácido mirístico
Aunque en menor medida que el palmítico, también aumenta la concentración de colesterol total. La dieta mixta habitual

contiene cantidades pequeñas de ácido mirístico, presente fundamentalmente en la mantequilla.

Ácido esteárico
Parece ser que no eleva los niveles plasmáticos de colesterol total, según distintos estudios en animales y humanos, en contraste con otros ácidos saturados. Este ácido se metaboliza más rápidamente hacia ácido oleico que otras grasas saturadas.

Ácido palmítico
Es un ácido graso saturado de cadena larga, formado por dieciséis átomos de carbono. Su nombre químico es ácido hexadecanoico. El ácido palmítico es un sólido blanco que se licua a unos 63.1°C.

Se trata del principal ácido graso saturado de la dieta, constituyendo aproximadamente un 60% de los mismos. Es el más abundante en las carnes y grasas lácteas (mantequilla, queso y nata) y en los aceites vegetales como el aceite de coco y el aceite de palma.

Diferentes investigaciones han arrojado que incrementa los niveles de colesterol total y LDL, cuando sustituyen en la dieta a los hidratos de carbono u otro tipo de grasas.
Es el primer ácido graso que se produce durante la lipogénesis y a partir de él se pueden formar otros ácidos grasos de cadena más larga.

Es el ácido graso menos saludable, pues es el que más aumenta los niveles de colesterol LDL en la sangre, por lo que es el más aterogénico (productor de ateromas o coágulos en las arterias).
Durante la Segunda Guerra Mundial se usaron derivados del ácido palmítico para la producción de NAPALM, una poderosa bomba incendiaria.

ÁCIDOS GRASOS INSATURADOS

Los ácidos grasos insaturados son ácidos carboxílicos de cadena larga con un o varios dobles enlaces entre los átomos de carbono. Están presentes en algunas grasas vegetales (por ejemplo, el aceite de oliva o de girasol) y en las grasas de los pescados azules. En este grupo se encuentran las grasas monoinsaturadas y las poliinsaturadas.

La posición de la insaturación se indica a veces con la letra griega omega y un número (3-6-9). El número designa en qué enlace contando desde el final de la cadena (omega es la última letra del alfabeto griego y por lo tanto indica que hay que empezar a contar desde el final) se encuentra la insaturación.

Las grasas con alto contenido de ácidos grasos insaturados suelen tener el punto de fusión más bajo que los equivalentes completamente saturados. Por esto en la fabricación de la margarina o algunas grasas para freír se saturan los dobles enlaces por hidrogenación con hidrógeno elemental en presencia de un catalizador de paladio o níquel. Así se obtiene un producto con mejor resistencia térmica que se puede emplear por ejemplo en la fabricación de la margarina, pero que tiene un menor valor nutritivo.

Una mezcla de óxido de plomo con aceite de lino se utilizaba antiguamente en cristalería para fijar el cristal en el marco. Con el tiempo los dobles enlaces del ácido linoleico polimerizaban y endurecían la masa dándole consistencia similar a un pegamento, aunque posteriormente se agrietaba.

Los ácidos grasos insaturados son esenciales para el correcto funcionamiento de nuestro cuerpo y deben ser aportados en cantidades suficientes con los alimentos. Su falta se asocia con las enfermedades coronarias y un elevado nivel de colesterol.

Los ácidos grasos insaturados en los lípidos de las membranas celulares juegan un importante papel para mantener la fluidez. En la piel, el ácido linoleico tiene un papel específico, uniéndose a algunos ácidos grasos de cadena muy larga en las acil-ceramidas. Estas forman una matriz intracelular para mantener la barrera de permeabilidad epidérmica. Las ceramidas, tanto de origen natural como sintético, se emplean en diferentes productos para el cuidado y tratamiento de la piel. Se han descrito algunos extractos naturales ricos en ceramidas procedentes de lecitina de soja, larvas del gusano de seda y hojas de morera. Sin embargo, dada la preponderancia actual del empleo de ceramidas sintéticas en la preparación de productos cosméticos y para el tratamiento de la piel, se mantiene la necesidad de encontrar nuevos extractos naturales ricos en ceramidas procedentes de materiales accesibles y baratos que permitan obtener mejores propiedades en lo que se refiere al cuidado y tratamiento de la piel.

Los ácidos grasos insaturados pueden existir en dos formas geométricas diferentes: *cis* y *trans* (que estudiaremos luego). Los ácidos grasos insaturados existen naturalmente en la forma *cis*, aunque durante los procesos de manipulación estos ácidos grasos pueden cambiarse al tipo *trans*.

En los isómeros *cis*, los grupos semejantes o idénticos se encuentran en el mismo lado de un doble enlace.

Algunos de los ácidos grasos insaturados más importantes son:

Ácido oleico

El ácido delta-9-octadecénico -$C_{17}H_{33}COOH$- está presente en casi todas las grasas naturales. Es un tipo de grasa monoinsaturada típica de los aceites vegetales como el aceite de oliva, del aguacate, etc.

Ejerce una acción beneficiosa en los vasos sanguíneos reduciendo el riesgo de sufrir enfermedades cardiovasculares y hepáticas. Su fórmula química es $C_{18}H_{34}O_2$. Su nombre IUPAC es ácido cis-9-octadecaenoico, y su nombre de taquigrafía de lípido es 18:1 cis-9. La forma saturada de este ácido es el ácido esteárico.

El ácido oleico comprende un 55-80% del aceite de oliva y un 15-20% del aceite de semilla de uva.

Ácido palmitoleico

Ácido delta-9-*cis*-hexadecénico -$C_{15}H_{29}COOH$- presente en la grasa de la leche, grasas animales, algunas grasas vegetales.

Ácido vaccénico

Ácido *cis*-delta-11-octadecénico. Su nombre deriva de la palabra vaca en español, y sabemos que en los seres humanos se convierte en CLA (ácido linoleico conjugado).

Ácido linólico

Ácido octadecadiénico -$C_{17}H_{31}COOH$- presente en el aceite del lino. Corresponde a los triglicéridos y está presente en el aceite de pepita de uva. Es uno de los componentes más importantes del manto fisiológico la piel y tiene efectos positivos sobre la función defensiva de la piel al estimular la retención de humedad.

Ácido linolénico

Ácido octadecatriénico -$C_{17}H_{29}COOH$- presente por ejemplo en el aceite del lino. Es un ácido graso esencial omega 3 formado por una cadena de 18 carbonos con tres dobles enlaces en las posiciones 9, 12 y 15. En el cuerpo, el ácido alfa linolénico se convierte en EPA (ácido eicosapentanoico), que normalmente se encuentra en los aceites marinos, y en DHA (ácido docosahexanoico) que normalmente se encuentra en los aceites de pescado marino. Existen muchos factores que afectan a la tasa de conversión y uno de ellos parece ser una ingesta abundante de ácido linoleico, típica de las dietas vegetarianas, que puede reducir la capacidad del cuerpo para convertir el ácido alfa linolénico en DHA. Para obtener un mejor equilibrio de los AGP en los tejidos del cuerpo, los vegetarianos pueden consumir menos aceite de girasol, cártamo y maíz, y más aceites que contengan ácido alfa linolénico, por ejemplo, el aceite de colza o de soja, y nueces. De esta manera, los tejidos producirían más DHA.

Acido alfa-linolénico

Se encuentra en el aceite de linaza (lino), semillas de mostaza, pipas de calabaza, soja, nueces y colza. Hortalizas de hoja verde y cereales, así como en el alga Espirulina.

Ácido linoleico

Es un ácido graso esencial para el ser humano, lo cual quiere decir que el organismo no puede sintetizarlo y tiene que ser ingerido mediante la dieta. Es un tipo de grasa insaturada, más concretamente poliinsaturada (dos dobles enlaces), perteneciente al grupo omega 6 (primer enlace de hidrógeno en el carbono 6). Es ampliamente usado en la industria de los preservativos, aunque en alimentos industrialmente procesados una parte de este ácido debe ser saturado con hidrógeno para que el alimento sea más estable, lo que hace que se originen "grasas hidrogenadas" y de "configuración trans", que en nuestro organismo se comportan como las grasas saturadas. Este es uno de los problemas que se plantea la industria mundial al intentar erradicar las grasas "malas" saturadas o parcialmente hidrogenadas.

El ácido linoleico es un ácido graso esencial que forma parte de un buen número de aceites comestibles como el aceite de girasol, de maíz, de cacahuete, de soja, etc., así como en algunas verduras, frutas, frutos secos, cereales y semillas. Otra buena fuente es el aceite de cártamo, onagra, calabaza y germen de trigo.

La importancia del ácido linoleico se demostró primeramente en estudios realizados con ratas. Cuando los animales se alimentaban con alimentos carentes de grasas, empezaban a aparecer síntomas específicos que se evitaban suministrando ácido linoleico. La deficiencia en ácido linoleico, algo poco común en los seres humanos, se ha descrito, no obstante, en niños a los que se proporcionaban alimentos carentes de grasas. En ellos, suelen aparecer trastornos de la piel similares a los que se producían en las ratas y que se curan con la administración de ácido linoleico. Para evitar la acumulación de ácido

21

eicosatrienoico (20:3 n-9), la cantidad de ácido linoleico que se requiere en la alimentación es de aproximadamente el 1 por ciento del aporte energético. Esto es aplicable a todas las especies animales probadas. Aportes comprendidos entre el 4 y el 10 por ciento de la energía son los consumidos normalmente por distintos grupos de población, y estos parecen ser compatibles con el estado de salud óptimo.

La deficiencia de ácido linoleico puede surgir como condición secundaria de otras alteraciones, como desnutrición proteico-energética o absorción deficiente de las grasas, o como consecuencia de una nutrición parenteral total con aportes insuficientes de ácido linoleico. De igual modo, las dietas para adelgazar carentes de grasa suelen ocasionar problemas similares.

Anteriormente fue denominado como vitamina F, término que se abandonó cuando se descubrió que había distintos ácidos grasos esenciales para la salud, y no solamente el ácido linoleico.

Acido linoleico conjugado

Es un isómero del ácido linoleico en el que ha variado la posición de uno de los dobles enlaces que pasa de la posición 11 a la posición 10, además de cambiar la estereoisomeria de *cis* a *trans*.

Se trata de un ácido graso que tiene variados efectos beneficiosos para la salud, y que se encuentra normalmente en tejidos y/o secreciones (leche) de rumiantes, siendo formado por la isomerización del ácido linoleico, por acción de la bacteria del rúmen llamada *Butyrivibrio fibrisolvens*. El ALC puede ser sintetizado, tanto en rumiantes como en no rumiantes, por la desaturación del ácido vaccénico en el tracto intestinal y/o en el hígado de estos animales. La ingestión diaria de ALC es muy variable (0,5 g/día-1,5g/día), ya que depende por una parte de los hábitos nutricionales ya sea individuales o regionales, y por otra, del consumo de carne, leche o derivados de la leche. Se han descritos diversas propiedades nutricionales y biológicas para los diversos isómeros de ALC, entre las más relevantes se destacan: su efecto hipocolesterolémico y antiaterogénico, su acción inmuno-estimulante, la protección que ofrece contra cierto tipo de cánceres, su función antioxidante y la participación en la reducción de peso corporal. En la actualidad, hay ya a la venta diversos productos dietéticos (leches o batidos, en especial) que contienen ALC, insistiendo la publicidad en que se puede adelgazar mediante su consumo.

ÁCIDOS GRASOS MONOINSATURADOS

Aumentan el colesterol HDL, especialmente cuando son ricos en ácido oleico. El aceite de oliva contiene un 75,5% de ácido oleico. Se inserta en la membrana celular y regula la señalización mediada por receptores acoplados a proteínas G. Estas señales son las que ejercen el control de la presión arterial y la multiplicación celular excesiva. Ayudan al endotelio a mantener la salud de los vasos sanguíneos.

Estos son los más importantes:

Ácido palmitoleico
Se trata de un componente fundamental de la epidermis. La pérdida de la concentración de este ácido palmitoleico en la epidermis puede alterar el equilibrio lipídico de la misma, provocando un envejecimiento cutáneo. Por ello se utiliza ampliamente en cosmética.

Ácido oleico
Se encuentra en grandes cantidades en las aceitunas (aceite de oliva), aguacate y canola. Si se consume regularmente, reduce los niveles de colesterol total y LDL en la sangre, sin afectar los niveles de colesterol HDL, y ofrece protección contra las cardiopatías en hombres y mujeres que corren riesgo de infartos cardíacos. Los beneficios cardioprotectores provienen de tres nutrientes clave: el ácido oleico (presente en el aceite de oliva), el ácido alfalinoleico (presente en el aceite de soja) y la vitamina

E (abundante en el aceite de germen de trigo), que ayudan a proteger los vasos sanguíneos contra lesiones tempranas en el desarrollo de la ateroesclerosis.

ÁCIDOS GRASOS POLIINSATURADOS

Inicialmente fueron denominados como vitamina F, término que se abandonó cuando se comprobó que eran lípidos y no aminas. Existen dos ácidos grasos poliinsaturados (AGP) que el cuerpo no puede producir: el ácido linoleico y el ácido alfa linolénico. Deben obtenerse de la dieta y se conocen como ácidos grasos esenciales. Una vez en el cuerpo, se pueden convertir en otros AGP, como el ácido araquidónico, ácido eicosapentanoico (EPA) y el ácido docosahexanoico (DHA).

En el cuerpo, los AGP son importantes para mantener las membranas de todas las células, para producir las prostaglandinas que regulan muchos procesos corporales, por ejemplo, la inflamación y para la coagulación de la sangre. Asimismo, las grasas son necesarias en la dieta para que las vitaminas liposolubles de los alimentos (A, D, E y K) puedan ser absorbidas y para regular el metabolismo del colesterol. Por su rápida oxidación, se recomienda consumirlos junto a dosis extras de vitamina E, siendo precursores de los Omega 6.

Como ejemplo de la importancia de los ácidos grasos poliinsaturados de cadena larga en la constitución del sistema nervioso central, hay que considerar que el cerebro contiene una alta concentración de estos ácidos (alrededor del 20% de su peso seco), y que en el sistema nervioso central uno de cada tres ácidos grasos es poliinsaturado.

Los principales son:

Ácido linoleico
Se encuentra en las verduras, frutas, frutos secos, cereales, semillas de onagra y borraja.

Una buena fuente son los aceites de cártamo, girasol, maíz, soja, calabaza y germen de trigo.
El ácido linoleico es el precursor de los ácidos grasos Omega 6.

Ácido alfa linolénico
Se encuentra en los aceites de pescado, linaza (lino), en las semillas de mostaza, pipas de calabaza, en la soja, nueces y colza. También en las hortalizas de hoja verde, los cereales y el alga Espirulina.
El ácido alfa linolénico es el precursor de los ácidos grasos Omega 3.

Ácido gamma linoleico
El ácido gamma linolénico fue calificado en 1977 por la WHO/FAO como un ácido graso esencial (EFA), pues debe ser suministrado en la dieta, ya que, aunque normalmente puede ser sintetizado por el organismo, existen numerosas circunstancias en que es necesario un aporte suplementario. Investigaciones recientes han indicado que la etiología de ciertas enfermedades se deriva de una relativa deficiencia, tanto del ácido gamma linolénico como de sus homólogos, el ácido dihomo-gamma linolénico y ácido araquidónico.
El ácido gamma linolénico, y en general los ácidos grasos esenciales (EFAs) n-6, son atípicos entre los nutrientes esenciales por la dificultad para determinar cuáles son los requerimientos mínimos diarios. La determinación tradicional de la deficiencia en EFAs n-6 ha sido la medida de la ratio (relación o proporción que se establece entre dos cantidades o medidas) $20:3n9/20:4n-6$ en la sangre o en los tejidos. En condiciones normales esta ratio ha de ser inferior a 0.1, sin embargo, y debido a que las mismas anormalidades que afectan al metabolismo de los EFAs n-6 pueden afectar al metabolismo de los ácidos n-9, este indicador no es muy fiable. Actualmente existe el consenso de utilizar como medida de la deficiencia en EFAs la composición de ácidos grasos de la fracción fosfolipídica total del plasma y los glóbulos rojos, y compararla

a la considerada normal en la población. La fracción fosfolipídica total (TPL) se escoge por presentar escasa variación respecto a diferentes dietas, ya que parece estar sujeta a regulación homeostática.

Ácido araquidónico

El ácido araquidónico es el precursor de los poderosos eicosanoides, varios de los cuales promueven la concentración (agregación) de las plaquetas sanguíneas, la contracción de sangre dentro de los vasos sanguíneos (trombosis) y las reacciones inflamatorias. El ácido araquidónico es el ácido graso regulado más estrictamente dentro de los fosfolípidos de las células de las membranas, ya que afecta el comportamiento de las células y sus acciones tienen efectos de largo alcance. Cuando las dietas son altas en ácidos grasos omega 6, el ácido araquidónico y los eicosanoides aumentan, lo que resulta en un sistema inmunológico alterado que puede contribuir a la presencia de enfermedades crónicas.

Ácido docosahexaenoico

El ácido docosahexaenoico (C22:6, DHA), es un ácido graso altamente insaturado (posee 6 dobles enlaces) que pertenece a la serie o familia de ácidos grasos poliinsaturados omega 3 de cadena muy larga (superiores a 18 carbonos). Las funciones biológicas y los requerimientos nutricionales de este ácido graso han llamado poderosamente la atención en los últimos 10 ó 15 años, debido al particular rol que tiene el DHA en el desarrollo y función del sistema nervioso, y en el órgano visual en el feto y el recién nacido, y el impacto que tiene en la nutrición de la madre el consumo de este ácido graso, particularmente durante la gestación y la lactancia.

El DHA es el ácido graso más poliinsaturado (con mayor número de dobles enlaces) que es posible encontrar en cantidades apreciables en los tejidos de los mamíferos. El DHA es un ácido graso omega 3, al igual que el ácido eicosapentaenoico (C20:5, EPA) y el ácido alfa-linolénico

(C18:3, LNA), porque su primer doble enlace se ubica en el carbono 3, contando desde el extremo más alejado del grupo funcional ácido (grupo carboxilo), que caracteriza a todos los ácidos grasos. La familia de los omega-9, denominada así debido a la ubicación del primer doble enlace en el carbono 9, tiene como representante más importante al ácido oleico, el cual está presente en el aceite de oliva y el aguacate.

Estudios en animales con dietas carentes o bajas en grasas, han indicado que cerca del 1% de las calorías deben ser aportadas en forma de ácido linoleico, mientras que si se suministra como GLA o como araquidónico, la cantidad necesaria para suplir los efectos de las deficiencias en EFAs n-6 es mucho menor, lo que indica que la acción del LA se realiza en parte a través de sus metabolitos. Sin embargo, a pesar de que la dieta en occidentales es rica en ácido linoleico, en situaciones reales en animales y en humanos, diversos factores pueden incrementar la demanda de ácidos grasos esenciales, haciéndose necesario un aporte suplementario con metabolitos del LA.

He aquí una lista de conclusiones:

1. La tasa de conversión endógena del LA a GLA y ulteriores metabolitos es relativamente lenta en humanos, estimándose entre el 5-10 % del LA diariamente consumido en la dieta, en una situación fisiológicamente normal.

2. Las necesidades de EFAs n-6 pueden verse aumentadas en situaciones de elevadas tasas de división celular. Esta situación puede ser fisiológica (como en la infancia) o patológica (como en procesos cancerígenos, inflamatorios o de reparación celular tras heridas). En estos casos existe un anormalmente elevado consumo de EFAs.

3. Los PUFA (ácidos grasos de cadena larga) pueden ser oxidados para aportar energía, como lo puede hacer cualquier otro lípido. Hay algunas evidencias que indican que suelen estar levemente protegidos contra la oxidación pero esta protección

no es absoluta. En situaciones metabólicas donde los ácidos puedan ser oxidados, los requisitos se verán incrementados.

4. Tanto en muchas reacciones enzimáticas como en su función estructural, los EFAs pueden ser desplazados competitivamente por ácidos grasos no esenciales como ácidos saturados o monoinsaturados, en *trans* de ácidos grasos insaturados, de tal forma que un elevado consumo de estos ácidos grasos no esenciales en la dieta puede conducir a un aumento de las necesidades de los ácidos grasos poliinsaturados esenciales. Existe un sustancial consumo en los países occidentales de estos isómeros en posición *trans*, generados en el procesamiento de aceites vegetales, los cuales no sólo carecen de la actividad biológica de los EFAs sino que interfieren en su metabolismo.

5. Como el ácido linoleico por sí mismo tiene una efectividad biológica limitada y debe ser transformado hasta GLA y ulteriores metabolitos para ejercer sus efectos fisiológicos, cualquier interferencia en el proceso metabólico de los EFAs n-6 desemboca en un incremento de los requisitos de ácidos grasos esenciales. Diversos factores pueden bloquear la formación del GLA desde el ácido linoleico: envejecimiento, diabetes, consumo elevado de alcohol, hormonas relacionadas con el estrés, elevados niveles de colesterol, infecciones víricas y deficiencias nutricionales de magnesio, biotina, cinc, piridoxina o calcio.

6. La edad y el sexo tienen también destacada importancia sobre las necesidades de ácidos grasos esenciales. Estudios sobre animales dieron como resultado que los machos necesitaban mayor aporte que las hembras. Esto es en parte tanto porque su metabolismo del ácido linoleico es más rápido, como por retener los EFAs en los tejidos con mayor efectividad ante situaciones de deficiencia.

7. Un excesivo consumo de metabolitos del LA que rompa el equilibrio con las tasas normales de biosíntesis puede darse en ciertas situaciones, tales como excesiva oxidación, enzimática o no, para producir energía; elevadas tasas de división celular, como en reacciones inflamatorias o en el cáncer; movilización

de EFAs, principalmente AA, para su conversión en metabolitos ante infecciones víricas.

Alimentos más ricos en grasas poliinsaturadas

Aceites de semillas: 90 %
Aceitunas verdes: 18 %
Aguacate: 14 %
Almendras: 50 %
Atún en lata: 5 %
Avellanas: 60 %
Carne de buey: 15 %
Hamburguesa: 11 %
Cacahuetes: 37 %
Jamón serrano: 16 %.
Carne de cordero: 6 %
Helados: 7 %
Hígado de cerdo: 2 %
Huevos: 5 %
Leche de vaca: 2 %
Mantequilla: 30 %
Margarina: 65 %
Nata: 10 %
Nueces: 60 %
Pan blanco: 2 %
Patatas fritas: 10 %
Carne de pavo: 5 %
Pistachos: 49 %
Carne de pollo: 8 %
Queso fresco: 2 %
Salmón: 3 %
Pastas italianas: 4 %
Carne de ternera: 5 %.

OTROS ÁCIDOS GRASOS

Triglicéridos

Los triglicéridos son las grasas contenidas en los quilomicrones (una lipoproteína encargada de transportar las grasas desde la sangre a los tejidos), y éstos son los que se detectan en la sangre inmediatamente después de una comida, especialmente rica en grasas. Pronto estos quilomicrones son hidrolizados y almacenados nuevamente como triglicéridos en el tejido adiposo, siendo la causa más importante de la obesidad rebelde.
Los triglicéridos están formados por tres ácidos grasos unidos a un glicerol, éste último proviene del metabolismo de los carbohidratos (azúcar). Por eso, cuando hablamos de grasa corporal realmente los estamos haciendo de los triglicéridos, ya que éstos son los que engordan al depositarse en el tejido adiposo. Posteriormente también lo harán en las paredes de las arterias obstruyéndolas.
Si bien es cierto que los triglicéridos por si mismos no obstruyen las arterias como el colesterol, también es cierto que un nivel muy alto (sobre 500 mg/dl) puede producir otras enfermedades, como la pancreatitis. Sin embargo, últimos estudios han confirmado que un nivel medio de triglicéridos (sobre 200) en sangre favorece y acelera la aterogénesis, es decir, la formación de la placa arteriosclerótica en las arterias, especialmente del corazón, obstruyéndolas y provocando los accidentes coronarios (infarto al corazón). Por lo tanto, cada vez se le da más importancia a las cifras de triglicéridos en sangre, no solamente al colesterol.

Ácidos grasos trans

La mayoría de las grasas y aceites naturales contiene sólo dobles enlaces *cis* (orientados de una forma especial en un único lado de la molécula). La producción comercial de grasas de origen vegetal sólidas implica su hidrogenación, un proceso que provoca la formación de ácidos grasos *trans* (con los dobles enlaces orientados en distintos lados de la molécula) a partir de los *cis*, además de la saturación variable de ácidos grasos insaturados. La mayoría de las margarinas contienen hasta un 30 % de ácidos grasos *trans*. El más común es el ácido elaídico, isómero *trans* del ácido oleico. La hidrogenación es un proceso de saturación industrial al que se someten ciertas grasas vegetales, para cambiarles su textura y mejorar su empleo en la preparación y procesado de alimentos. Mediante este proceso se consigue que los ácidos grasos poliinsaturados adquieran consistencia sólida. Otro ejemplo de hidrogenación es el de los aceites de palma o coco, para su utilización en los precocinados y en la bollería industrial. Los efectos de este tipo de ácidos grasos sobre el perfil lipídico son peores que el de la grasa saturada.

A pesar de las campañas publicitarias de muchos productos que contienen este tipo de grasas hidrogenadas, nunca se puede recomendar su consumo frente al de las grasas vegetales sin manipular cuando se trata de prevenir las enfermedades cardiovasculares.

Las grasas *trans* no sólo aumentan los niveles de colesterol malo (LDL) en la sangre, sino que disminuyen el colesterol bueno (HDL), provocando un mayor riesgo de sufrir enfermedades cardiovasculares.

Los elaboradores de comidas descubrieron que el hidrógeno burbujeante a través de aceites poliinsaturados crea las grasas parcialmente hidrogenadas que son menos vulnerables a volverse rancias y tienen una mayor durabilidad. Estas margarinas hidrogenadas y acortadas están ahora presentes en muchos de los productos horneados y mantecas. La estructura química es la misma, tienen el mismo número de átomos de carbono, oxígeno e hidrógeno, el mismo núcleo ácido COOH en el extremo alfa y la doble unión en el mismo lugar, pero ahora es una cadena recta. El cuerpo reconoce esta estructura química y trata de usarla en la misma forma y lugar, y para el mismo propósito que usa la forma curvada *cis*. Pero, la forma *trans* se apila como las grasas saturadas, lo cual sabotea la flexible, porosa y funcional estructura que producen las insaturadas.

Los ácidos *trans* se pueden encontrar también en determinadas carnes, ocurriendo de forma natural en animales rumiantes, como consecuencia de la degradación bacteriana de ácidos grasos; por tanto, los ácidos grasos *trans* se encuentran también presentes en la grasa de la leche (nata, leche entera) y en la grasa de las carnes de vaca y de cordero. La mitad del consumo de ácidos grasos *trans* proviene de las grasas animales y la otra mitad de aceites vegetales hidrogenados. El contenido de ácidos *trans* de un determinado producto en el que se ha usado aceite hidrogenado depende de las características presentes en el proceso de su elaboración. Por ejemplo, las galletas y pastas contienen de un 3-9% de ácidos *trans*, los aperitivos o patatas de bolsa de un 8-10%. Las margarinas muy sólidas y otras grasas usadas en la preparación industrial de alimentos contienen de un 25-35% de *trans*. En la actualidad existen margarinas que se pueden recomendar, ya que contienen cantidades mínimas de estos ácidos grasos, advertencia que suele ponerse de forma clara en los envases.

La exposición prolongada al calor (frituras) crea también grasas *trans* por pérdida de la doble unión y permitiendo su transformación en cadena recta.

Los ácidos grasos *trans* han sido relacionados con un incremento de la resistencia a la insulina y por lo tanto a la diabetes tipo 2 a través de modificar el metabolismo de los ácidos grasos en el adipocito o célula grasa, como también aumentan el riesgo de infarto de miocardio más que cualquier otro macro nutriente. El consumo de unos 5 a 8 gramos diarios (de un 2 a un 3% del total de las calorías consumidas) aumenta de un 23-30% el riesgo de infarto de miocardio.

Finalmente, podemos asegurar que este tipo de grasas es mucho más perjudicial para la salud que las grasas animales. Esto se debe a que aumentan el colesterol LDL (malo) y disminuyen el

colesterol HDL (bueno) y actúan sobre mecanismos de inflamación que aceleran el desarrollo de ateroesclerosis.
En definitiva, no hay ninguna justificación para su consumo, ya que no aportan ningún beneficio nutricional, por lo que deberían restringirse al máximo. Para evitar los peligros sobre la salud, no se debe consumir más de 1 gramo diario.

Otros ácidos grasos peculiares

Estructura	Nombre común	Se encuentra en
C 17:0	margárico	grasas de rumiantes
C 18:1 n-9 trans	elaídico	grasas hidrogenadas

Ácidos grasos saturados raros

Estructura	Nombre común	Se encuentra en
C 20:0	araquídico	aceite de cacahuete
C 22:0	behénico	ceras
C 24:0	lignocérico	aceite de cacahuete
C 26:0	cerótico	cera de abejas

CAPÍTULO 2

El colesterol

Esencial para la vida

El colesterol, aunque la mala prensa le considere una sustancia perjudicial, es uno de los productos biológicos más importantes que existen en el cuerpo humano. Su principal misión es la de servir de soporte para la elaboración de hormonas (preferentemente las sexuales), contribuir a la formación de los ácidos biliares y formar el sistema defensivo. Otra función, no menos importante, es la de regular la bicapa grasa de las membranas celulares y subcelulares, asegurando así su permeabilidad.

El colesterol no es ninguna sustancia grasa, sino más bien un alcohol polivalente, siendo su contenido en sangre de unos doscientos cincuenta miligramos por ciento. Un exceso de grasas animales o una metabolización deficiente de éstas a causa de un déficit de grasas insaturadas, suele elevar los valores de colesterol hasta hacerlos peligrosos.

Segregado por la bilis, se mantiene en solución mediante los ácidos biliares y la lecitina, y cuando nuestro organismo nota un aumento de colesterol aumenta la concentración biliar en un intento de disolverlo, lo que provoca una cristalización que puede producir cálculos biliares. Si el proceso continúa, el colesterol en exceso trata de ser eliminado a través de las arterias, lo que solamente puede conseguirse si la pared arterial está en buen estado, algo nada habitual en las personas comedoras cotidianas de grasas y proteínas animales. El colesterol y los triglicéridos no circulan libremente en el plasma, sino que se unen a proteínas para formar unos compuestos llamados entonces lipoproteínas y así poder llegar a los lugares adecuados.

Las consecuencias de un exceso de colesterol ya son conocidas: enfermedades coronarias, arteriosclerosis, hipertensión, etc. Aunque no todo el mundo está de acuerdo en ello, no se trataría de disminuir los productos ricos en colesterol, como es el caso de los huevos y el queso, sino de aumentar la ingesta de grasas insaturadas, así como de vitamina E. Esto permitiría que las personas que van a seguir comiendo grasas animales no padecieran con tanta frecuencia los problemas por el exceso de colesterol.

Tipos de colesterol o Lipoproteínas

Tres son las lipoproteínas más importantes:

1. *Muy baja densidad (VLDL-Lipoproteínas de muy baja densidad).*
Son precursoras de las lipoproteínas de baja densidad. Las VLDL transportan las grasas del interior del cuerpo desde el hígado para su almacenamiento, o son degradadas rápidamente para formar lipoproteínas de densidad media (LDL). Al final de un largo proceso son aclaradas en el hígado en su mayor parte y otra porción contribuirá a la formación de las temidas placas de ateroma en los vasos sanguíneos. Son relativamente bajas en proteínas, fosfolípidos y colesterol, pero altas en triglicéridos (55 a 95 %). En términos más amplios, estas partículas son denominadas «lipoproteínas ricas en triglicéridos».

2. *Baja densidad (LDL-Lipoproteínas de baja densidad).*
Estas son las agresoras, el colesterol malo, y son las que más daño nos pueden producir porque contienen mayor cantidad de colesterol. Constituyen unas dos terceras partes del colesterol plasmático total. Están caracterizadas por elevados niveles de colesterol, principalmente en la forma de ésteres colesterílicos.

En virtud de que hasta el 50 % de la masa de LDL es colesterol, no resulta sorprendente que el LDL tenga un rol significativo en el desarrollo de la enfermedad aterosclerótica.

3. *Alta densidad (HDL-Lipoproteínas de alta densidad).*

Estas se conocen como las protectoras o colesterol bueno, ya que no permiten que las otras lipoproteínas que son las agresoras se peguen a las células y nos provoque daños en nuestro cuerpo. Los aspectos notables de estas partículas son su alto contenido de proteína (50 %) y su relativamente alto contenido de fosfolípidos (30 %). Generalmente, las HDL son divididas en dos subclases: HDL2 y HDL3. Las HDL2 son grandes y menos densas; las HDL3 son menores y más densas.

4- *Densidad media (IDL-Lipoproteínas de densidad intermedia)*

Se trata de un complejo lipoproteico con una densidad entre la de las lipoproteínas de muy baja densidad y las lipoproteínas de densidad baja, aproximadamente entre 0,95 y 1,064 g/ml, con un pequeño diámetro de cerca de 35 nm. El producto tiene una vida media relativamente corta y está normalmente en la sangre en concentraciones muy bajas. En un estado hiperlipoproteinémico de tipo III, la concentración de IDL en sangre está elevada.

Anomalías

Repasando los tres tipos de colesterol, veremos que se puede originar por un aumento de la conversión de VLDL a LDL, o una disminución del aclaramiento de las LDL. En la medida en que esta lipoproteína sea más espesa, así será el riesgo de que se formen placas de ateroma en las arterias. Algunas de las causas que pueden originar esta anomalía son la obesidad, la diabetes o algún problema genético.

Otras causas más conocidas pueden ser la mala función hepática, el estrés y el exceso en la dieta de grasas saturadas. Aunque el colesterol puede ser degradado en el hígado y disuelto por las sales biliares, un exceso que provenga de la alimentación reduciría el número de receptores y aumentaría en el plasma, tanto el colesterol como las lipoproteínas de baja densidad.

Llegado a este punto, un organismo sano podría eliminar este exceso mediante las lipoproteínas de alta densidad (HDL), las cuales se unirían a las LDL y podrían circular libremente en sangre, evitando así que se adhieran a las paredes vasculares. Posteriormente serían eliminadas por vía biliar. El primer problema que surge es que la producción de HDL se suele agotar con facilidad si la dieta es rica en grasas saturadas.

Sin embargo -y aquí queremos hacer reflexionar al lector-, deberíamos considerar la posibilidad de que, puesto que ningún tipo de colesterol es perjudicial y que solamente su aumento o disminución parecen ser la causa de ciertas anomalías, el aumento de las cifras de colesterol quizá pueda ser un beneficio y no un mal. Si un organismo está sometido a tensión y comienza a desarrollar por ello una enfermedad funcional, quizá aumente las cifras de colesterol para corregir las deficiencias, del mismo modo que un aumento en la secreción de hormonas o de la presión arterial consigue corregir los desequilibrios orgánicos. De este modo, lo que en un principio se considera un fallo orgánico (aumento del colesterol o de la presión arterial), quizá sea precisamente lo que ese organismo enfermo necesita para autocurarse. El supuesto mal es la solución, tal y como se sabe en física elemental cuando se describe que para que exista equilibrio tiene que haber primero un desequilibrio.

El problema es que no hay controles mundiales sobre las consecuencias que generan esos medicamentos que intentan mantener las cifras de colesterol y la tensión arterial bajo control, siempre buscando que todos los seres humanos tengan las mismas cifras consideradas como "normales". Mucho me temo que, de nuevo, la industria del medicamento presiona para que se empleen fármacos en enfermedades que no lo son, sino simples mecanismos orgánicos de ajuste.

Los médicos también son culpables de esta paranoia en busca del exceso de colesterol, haciendo creer a sus pacientes de que deben tomar esa medicación "salvadora" durante años (quizá el resto de su vida), obviando la capacidad regeneradora que tiene todo organismo vivo. Han hecho creer a millones de personas que en los medicamentos está la solución para las enfermedades, y que debidamente administrados por ellos recuperarán siempre la salud. El control mental es tan intenso y las presiones para que "consulte a su médico" tan continuadas, que hay que ser muy objetivo y valiente para intentar curarse sin la ayuda de tan fabulosos científicos.

Alimentos más ricos en colesterol

Indudablemente hay alimentos perjudiciales para el ser humano, aunque no solamente por las cifras de colesterol. Esta es una relación de ellos, especialmente peligrosos si los mezclamos entre si:

Cantidad de colesterol por 100 gramos de alimento crudo:

Sesos: 2.300 mg
Higadillos de pollo: 200 mg
Yema de huevo: 1.600 mg
Caviar: 300 mg
Hígado de cerdo: 400 mg
Mantequilla: 250 mg
Riñones: 500 mg
Mariscos: 200 mg
Ostras: 200 mg
Quesos grasos: 150 mg
Gambas: 125 mg
Jamón serrano: 125 mg
Salchicha: 100mg
Lomo de cerdo: 100 mg
Carne de ternera: 90 mg

Pollo: 80 mg
Carnes de vacuno: 70 mg
Pierna de cordero: 70 mg
Carne de buey: 45 mg
Helados: 25 mg
Carne de pavo: 20 mg

Respecto a los aceites vegetales hay que decir que contienen una cantidad considerable de ácidos grasos poliinsaturados y menos de saturados, salvo la manteca de cacao, el coco y la palma, cuya proporción es al revés. El aceite de oliva es un intermedio entre éstos, ya que contiene también ácidos grasos monoinsaturados. Todos los aceites de semillas son ricos en vitaminas E y F.

CAPÍTULO 3

Pescados azules

Los pescados que tienen un mayor contenido en grasa, se denominan popularmente azules. Desde el punto de vista nutritivo los pescados se clasifican según su contenido en grasa y se dividen en pescados magros, semigrasos y grasos. Estas son sus características:

Pescados azules o grasos:
Su contenido en grasa puede alcanzar hasta el 10%, según las especies.
La sardina alcanza según la temporada entre un 8 y 10%. Esta grasa se almacena debajo de la piel y en la carne oscura del pescado. Pertenecen a este grupo: sardina, boquerón, caballa, palometa, chicharro, atún, bonito del norte, salmón, anguila, pez espada. Esta grasa es rica en ácidos grasos poliinsaturados.

Pescados blancos o magros:
Su contenido en grasa no sobrepasa el 2,5 %. Aquí también la cantidad de lípidos varía mucho de unas especies a otras. El menor índice lo tiene el bacalao (también se suele clasificar como pescado azul) con sólo un 0,2% de grasa.

Estos pescados viven en zonas profundas y al no realizar grandes desplazamientos no necesitan acumular grandes cantidades de grasa. La disponible se almacena en el hígado. ¿Recuerdan el aceite de hígado de bacalao? Son pescados blancos, la merluza, el rape, el lenguado, el gallo, el bacalao

Pescados semigrasos:
Contienen un nivel de grasa superior 2,5 % sin sobrepasar el 6%. Besugo, salmonete, dorada, lubina.

Valor nutritivo

Desde el punto de vista nutritivo, el pescado es un alimento con una composición parecida a la de la carne, aunque también con marcadas diferencias según la especie. Incluso dentro de la misma varía en función de diversos factores, como la estación del año y la época en que se captura, la edad de la pieza, las condiciones del medio en el que vive y el tipo de alimentación.

El agua, las proteínas y las grasas son los nutrientes más abundantes y los que determinan aspectos tan importantes como su valor calórico natural, sus propiedades organolépticas (las que se aprecian por los sentidos: olor, color, sabor…), su textura y su capacidad de conservación. Respecto a su contenido en **micronutrientes**, destacan las vitaminas del grupo B (B1, B2, B3, B12), las liposolubles A y D (sobre todo en los pescados grasos) y ciertos minerales (fósforo, potasio, sodio, calcio, magnesio, hierro y yodo), en cantidades variables según el pescado de que se trate. En estos nutrientes es muy superior a cualquier tipo de carne.

También hay que tener en cuenta la porción comestible de pescados y mariscos, que oscila, debido a la gran cantidad de desperdicios, entre un 45% (perca, trucha...) y un 60% (merluza, sardina, lenguado, atún…). Esto se traduce en que, de 100 gramos de pescado sin limpiar, se aprovechan tan sólo unos 50 gramos, dato a tener en cuenta cuando se calculan las raciones para cocinar o los datos energéticos.

El valor energético o calórico varía principalmente según el contenido en grasas, dado que la cantidad de proteínas es similar en pescados y mariscos. La grasa es el nutriente más abundante en los pescados azules, y, por tanto, estos son más energéticos (hasta 120-200 Kcal por cada 100 gramos), casi el doble que los pescados blancos y los mariscos (70-90 Kcal por cada 100 gramos). Cuando se habla del valor energético de un alimento hay que tener en cuenta, entre otros aspectos, su forma de elaboración. Así, un pescado blanco (por ejemplo, la merluza) puede aportar la misma energía que un pescado azul (por ejemplo, las sardinas), si se consume rebozado. Sin embargo, el tipo de grasa es más saludable que la de la carne de mamífero.

El agua es el elemento más abundante en la composición de pescados y mariscos, y su relación es inversa a la cantidad de grasa, es decir, a más cantidad de agua, menos de grasa y viceversa. En los pescados magros y en los mariscos la proporción de agua oscila entre el 75 y el 80%, mientras que en los pescados azules puede llegar a valores inferiores al 75%.

El contenido medio de **proteínas** de pescados y mariscos es de 18 gramos por cada 100 gramos de alimento comestible, si bien los pescados azules y los crustáceos pueden superar los 20 gramos de proteínas por 100 gramos de producto. Es decir, 100 gramos de casi cualquier pescado aportan alrededor de una tercera parte de la cantidad diaria recomendada de proteínas. La proteína de pescados y mariscos es de elevado valor biológico, al igual que la que contienen otros alimentos de origen animal, con un perfil de aminoácidos esenciales muy parecidos entre ellos y este patrón apenas se altera tras los procesos de congelación y secado a los que son sometidos algunos pescados. También posee una Utilidad Neta muy alta, superior a la de la carne, considerando este factor lo que determinará si el ser humano puede o no asimilar esa proteína.
El tipo de proteínas del pescado es lo que determina su textura o consistencia, su digestibilidad, su conservación, así como los cambios de sabor y color que experimenta el pescado durante su trayectoria comercial hasta llegar al consumidor. En concreto, el pescado, que no el marisco, posee una proporción de colágeno inferior a la carne. El colágeno es una proteína del tejido conjuntivo que confiere mayor firmeza y dureza, motivo por el

cual el pescado es más tierno y es más fácil de digerir que la carne y el marisco.

La presencia de **hidratos de carbono** en pescados y mariscos no es relevante. En la mayoría de especies no supera el 1%. Sólo se encuentra en cantidades superiores en moluscos con concha como ostras y mejillones, que contienen 4,7 y 1,9 gramos cada 100 gramos.

El contenido en **grasa** del pescado es muy variable de una especie a otra y, como hemos señalado, en una misma especie se observan oscilaciones en función de numerosos factores.
El hígado, el músculo y las gónadas (órganos sexuales) son las partes de los pescados donde más se acumula la grasa y el contenido oscila entre el 0,7 y el 15%, según se trate de pescado blanco, semigraso o azul. Los mariscos coinciden con los pescados en el bajo contenido graso, que se sitúa entre el 0,5 y el 2% en moluscos y entre el 2 y el 5% en crustáceos.
En la grasa del pescado y del marisco, a diferencia de la de otros alimentos de origen animal, abundan los ácidos grasos poliinsaturados, entre los que se encuentran los omega 3 (docosahexanoico o DHA y eicosapentanoico o EPA) y omega 6 (linoleico). También contiene ácidos grasos monoinsaturados y, en menor proporción, saturados.
Los ácidos grasos omega 3 están relacionados con la prevención y tratamiento de las enfermedades cardiovasculares y sus factores de riesgo asociados (colesterol y/o triglicéridos elevados en sangre).

En el pescado se distribuyen cantidades relevantes, aunque variables, de **minerales**, según se trate de pescado marino o de agua dulce, o si se considera el músculo sólo o se incluye la piel y las espinas. Destacan el fósforo, el potasio, el calcio, el sodio, el magnesio, el hierro, el yodo y el cloro. El pescado marino es más rico en sodio, yodo y cloro que el pescado de agua dulce. Los pescados que se comen con espina y algunos mariscos aportan una cantidad de calcio extraordinaria: 400 miligramos por cada 100 gramos en las sardinas; 210 miligramos por cada 100 gramos en las anchoas; 128 en almejas, berberechos y conservas similares. El contenido medio de calcio del resto de pescados y mariscos ronda los 30 miligramos por cada 100 gramos.

En general, el contenido medio de hierro de pescados y mariscos es inferior a la carne; 1 miligramo por cada 100 gramos frente a 1 miligramo y medio ó 2 por cada 100 gramos. Las salvedades se hallan en almejas, chirlas y berberechos (24 miligramos), ostras (6,5 miligramos) y mejillones (4,5 miligramos), referidos a 100 gramos de porción comestible. No obstante, la ración habitual de consumo de estos alimentos suele ser más pequeña (por lo general se toman como aperitivo o como ingrediente de otros platos) y su ingesta es esporádica, por lo que no constituyen una fuente dietética habitual de este mineral.

En un análisis promedio de las **vitaminas** que contienen pescados y mariscos destacan las vitaminas hidrosolubles del grupo B (B1, B2, B3 y B12) y las liposolubles A, D y, en menor proporción, E, almacenadas éstas últimas en el hígado, principalmente. El contenido de vitaminas liposolubles es significativo en los pescados grasos y no lo es tanto en pescados blancos y mariscos. El aceite de hígado de pescado constituye la fuente natural más concentrada de vitaminas A y D.

La carne de pescado carece de vitamina C, si bien en el hígado y las huevas frescas (20 miligramos por cada 100 gramos), existe cantidad suficiente para asegurar un aporte adecuado a grupos de población que, como los esquimales, se alimentan fundamentalmente de pescado.

Como ocurre en otros alimentos, el contenido de algunas vitaminas (B1, B3 y B12) se reduce por las preparaciones culinarias del pescado (hervido, fritura, horno…).

Las **purinas** son sustancias que proceden de la degradación de un tipo de proteínas del músculo del pescado y que, tras ser metabolizadas en nuestro organismo, se transforman en ácido úrico. Dichos compuestos se concentran en los pescados azules y el marisco, pero no en los pescados blancos.

El contenido medio de purinas de 100 gramos de algunos pescados y mariscos es el que sigue: anchoa o boquerón (465 miligramos), sardinas (350 miligramos), arenques (207 miligramos), trucha (165 miligramos), salmón (140 miligramos), cangrejo (114 miligramos) y ostras (87 miligramos).

Otras virtudes del pescado azul

El pescado es un alimento que se digiere fácilmente. Entre los aminoácidos que abundan en la proteína del pescado figura la lisina (muy necesaria para los niños en crecimiento) y el triptófano (imprescindible para la formación de la sangre). Ambos aminoácidos escasean en la proteína de los cereales y de otros alimentos vegetales. Por eso se recomienda mezclarlos entre sí o con vegetales.

El pescado contiene grandes cantidades de vitamina A y D, y también posee vitamina E (que ejerce un efecto protector antioxidante).

En el pescado blanco abundan en el hígado, mientras que en el azul o graso se encuentran en la carne. Las sardinas son a este respecto uno de los pescados más ricos. El pescado, en general, también es una buena fuente de vitaminas del grupo B, concretamente de B12.

En cuanto a los minerales es muy rico en sodio y en potasio y algo menos en calcio. Por ejemplo, su contenido en yodo es unas 25 veces mayor que el de otras proteínas de origen animal.

El pescado frito es una buena fuente de calcio y fósforo; lo mismo sucede con las sardinas enlatadas. Por su contenido en minerales el consumo de pescado es recomendable para niños en crecimiento y para mujeres embarazadas.

Componentes nutritivos del pescado con respecto a la carne

El pescado y el marisco son excelentes fuentes de proteínas y contienen pocas grasas. Cien gramos de casi cualquier tipo de pescado o marisco aportan unos 20 gramos de proteínas, esto es, alrededor de una tercera parte de la cantidad diaria recomendada. Las proteínas del pescado son de gran calidad y contienen abundantes aminoácidos esenciales; además, se trata de un alimento fácil de digerir para personas de todas las edades. En general, el marisco también tiene menos calorías y grasas que la carne de vaca, pollo o cerdo y la misma cantidad o ligeramente inferior de colesterol. El contenido en grasa del pescado varía según la especie y la temporada. El marisco y el pescado blanco (quisquillas, bogavante, mejillones, calamar, bacalao o lenguado) tienen muy poca grasa, menos de un 5%. El pescado azul presenta niveles de grasa de entre 5 y 25%: la sardina y el atún (5-10%); el arenque ahumado, las anchoas, la caballa o el salmón (10-20%), y la anguila (25%). Aunque el contenido en grasas de estos pescados es más elevado, se trata en su mayor parte de grasas insaturadas. Los productos del mar también tienen minerales como hierro, zinc y calcio (pescado enlatado con espinas blandas y comestibles).

Principales pescados azules

Atún
Los **atunes** o **bonitos** (*Thunus* spp.) son un género de una docena de especies de peces que viven en el océano de la familia de los *Scombridae*. El atún nada rápidamente y, como otras especies de peces, es de sangre fría. A diferencia de la mayoría de las especies de peces que viven en el océano, que tienen carne blanca, la carne del atún es rosada. Esto se debe a que la sangre del atún tiene una capacidad de transportar oxígeno más alta que otras especies de pescado. Algunas de las especies más grandes como el atún aleta azul, pueden elevar la temperatura de su sangre por encima de la temperatura del agua mediante la

actividad muscular. Aunque esto no significa que sea de sangre caliente, le permite vivir en aguas más frías y sobrevivir en unos entornos más amplios que otros tipos de atún.

El atún es un pescado muy popular en la alimentación. Algunas variedades, como el bluefin, se encuentran en peligro de extinción por el abuso de su captura, mientras que otras se encuentran en grandes cantidades como el atún de aleta amarilla.

Anchoa o boquerón

La familia *Engraulidae* incluye varios géneros de peces comestibles, denominados comúnmente **anchoas**, **boquerones** o **anchovetas**, distribuidos en las aguas costeras de los océanos Atlántico, Pacífico e Índico, así como en el mar Mediterráneo y en grandes lagos de agua, tanto dulce como salada, en aguas templadas y cálidas.

Los peces son pequeños, generalmente en torno a los 15 centímetros de largo; su color varía desde el azul oscuro hasta el gris claro, pero presentan generalmente una banda plateada en el flanco. Tienen aspecto fusiforme, cubierto de escamas grandes cicloides que se desprenden con facilidad. La cabeza es grande, los ojos cubiertos por una fina película, el hocico puntiagudo y la boca muy amplia.

Es corriente la preparación en conserva, en que el pescado se limpia, sala y presenta en aceite. Las engráulidas suelen ser la materia prima de la harina de pescado.

La elaboración de los filetes de anchoa para su posterior conservación en lata es una delicada y esmerada labor artesanal. Una vez recibido el boquerón en la conservera, comienza el largo proceso de elaboración que se inicia con el salado y posterior prensado de este exquisito bocado. Una vez efectuado el prensado es preciso dejar reposar las anchoas cuatro o cinco meses a una temperatura que oscila entre los 18 y 25 grados, hasta que toman el color rojizo y el aroma apropiados.

Pasado este tiempo, se cortan las anchoas y se procede a la fase de secado, que se consigue mediante un centrifugado que extrae el máximo salitre para que su espacio lo ocupe la mayor cantidad de aceite posible. El siguiente paso es el empaque, que consiste en abrir las anchoas y retirar a mano la espina central, convirtiendo cada una de ellas en dos filetes. Tras recortar flecos y acometer una última limpieza, las anchoas se envasan y quedan listas para su posterior aceitado, cierre, estuchado y retractilado.

Es importante recordar que los filetes de anchoa son una semi-conserva que, a diferencia de otras conservas, no se ven sometidos al proceso de esterilización porque el calor los inutilizaría. Es necesario almacenar las latas en lugares muy frescos o en la nevera, entre 5 y 15 grados y consumirlas en un periodo no superior a los 8 meses desde su fecha de fabricación.

Arenque

Los **arenques** (*Clupea* spp.) son un género constituido por unas 15 especies de peces teleósteos, de color azul, nativos de las aguas templadas y poco profundas del océano Atlántico y el Mar Báltico. El arenque adulto vive en alta mar donde, por la noche, asciende hasta la superficie para alimentarse de plancton. Tiene dientes pequeños, pero sus branquias funcionan como un tamiz y le permiten capturar pequeños animales filtrando el agua que va tragando al nadar.

La hembra pone más de 40.000 huevos al año y los va esparciendo en el agua, depositándolos en el lecho marino, donde muchos son engullidos por peces y otros predadores; los que logran sobrevivir generan pequeñas crías que alcanzan la superficie atraídas por la luz.

En Europa, su pesca se lleva a cabo desde épocas prehistóricas y, en las últimas décadas, las capturas han sido tan incontroladas que su número mermó considerablemente.

Llegan a medir hasta 45 cm de largo.

Bacalao

El **bacalao común** (*Gadus morhua*) es una de las cerca de 60 especies de una misma familia de peces migratorios. Vive en mares fríos del norte. Por lo general el bacalao es de tamaño pequeño, aunque algunos ejemplares pueden llegar a alcanzar los cien kilogramos de peso con un tamaño de hasta casi dos metros. Se alimenta de otros peces más pequeños, como el arenque.

El bacalao es apreciado por su carne y por el aceite de su hígado. Otras especies comestibles incluyen el abadejo, el bacalao del pacífico y el eglefino. Este último, en particular, ha sido esquilmado por las redes de arrastre de los grandes barcos factoría.

El bacalao puede consumirse fresco o seco. Éste último permitió durante siglos a numerosas poblaciones continentales europeas disponer de reservas proteínicas. De hecho, muchos de los viajes de los navegantes ibéricos no habrían sido posibles sin contar con este producto.

Existen numerosísimas recetas para cocinar el bacalao, agrupándose en cinco grandes familias culinarias: crudo (*esqueixadas, sushis*), asado (*a brasa, a la vizcaína*), con aceite (*pil-pil, a Braz*), con crema de leche o mantequilla (*con natas*) y dulce (*a la miel*).

Cazón

Galeorhinus galeus. Tiburón perteneciente a la familia de los carcharriforme, no posee espinas delante de las aletas dorsales, pudiendo llegar a los 2 metros. Especie demersal, es decir nadadora, pero de vida ligada al fondo. Viven en fondos entre 40 y 100 m. de profundidad.

Congrio

El **congrio**, de nombre científico *Conger,* es un pez con un cuerpo fuerte, similar a una serpiente, cilíndrico, con una apertura branquial, en forma de rendija, que llega hasta el vientre.

Carece de aletas ventrales, pero sí dispone de aletas pectorales. Las aletas dorsal, caudal y anal se reúnen formando una cresta cutánea que empieza justo detrás de las aletas pectorales.

Lamprea

Las **lampreas** son peces primitivos, agnatos (sin mandíbula), semejantes externamente a la anguila, aunque muy lejanamente emparentados con ella, y con cuerpo gelatinoso y muy resbaladizo, sin escamas y con forma cilíndrica.

Su boca posee unos dientes córneos y en forma de ventosa; su función es fijarse a sus presas, siempre vivas, a las que les absorbe la sangre de la que se alimenta. No resulta raro verla fijada a tiburones, salmones, bacalaos y mamíferos marinos.

Nace en el río, en donde permanece durante 4-5 años en estado larvario, hasta llegar a medir 20 cm. de largo, momento en el que se convierte en adulto y desciende al mar donde vivirá, entre 200 y 500 m. de profundidad hasta llegar a la madurez sexual. Es entonces cuando, con una longitud entre 80-100 cm. y un peso de hasta 1 Kg., en viaje migratorio, remonta el río para desovar. El desove tiene lugar en primavera y verano en lugares poco profundos, donde construye un nido de piedras que transporta con su boca de ventosa. El número de huevos varía entre 50.000 y 200.000; durante la puesta el macho se fija a la hembra con su boca y permanece enroscado a ella; la hembra, del mismo modo, se fija a una piedra del fondo. Después del desove las lampreas mueren.

Se pescan en los ríos, en lugares llamados "pescos" en los que mediante muros de mampostería se canalizan las aguas para pasarlas a través de unas nasas llamadas "butrones".

Lubina

El **róbalo**, **robalo** o **lubina** (*Dicentrarchus labrax*) es un pez de la familia de los serránidos, natural del mar Mediterráneo y el océano Atlántico, desde las costas africanas (Dakar) hasta Noruega.

El cuerpo es alargado, mide entre 10 y 100 cm de longitud; con labios carnosos, en el ángulo superior del opérculo tiene dos espinas cortas. El color es variante, desde gris oscuro en el dorso, hasta llegar a ser blanco en la parte ventral, aunque en el agua se lo ve plateado brillante, más plomizo en el dorso, con detalles verde oliva.

La lubina se encuentra en las costas rocosas de los arenales, las desembocaduras de los ríos y sobre todo en los puertos, dársenas, pantalanes y escolleras. Este acercamiento a la costa suele ser mayor en los meses de calor, alejándose en invierno. Los ejemplares jóvenes viven en bancos, volviéndose solitarias cuando se hacen mayores. La profundidad en la que se puede encontrar es de 0 a 15 metros.

Prefiere las aguas oxigenadas, aunque puede llegar a penetrar en aguas dulces. La época de puesta transcurre entre enero y marzo. Es muy voraz y su dieta se compone de crustáceos, gusanos, peces, erizos de mar y otros animales marinos. Este pescado es muy apreciado por su valor culinario y en la pesca.

Cada lubina tarda entre 24 y 30 meses en alcanzar 400 g desde que eclosiona del huevo. La talla comercial abarca desde los 180 g hasta más de 1.500 g, momento en el que ya se puede comercializar.

Palometa

Las **palometas** (*Serrasalmus*) son un género de una veintena de especies de pirañas, peces predadores caraciformes nativos de las aguas tropicales y subtropicales de América del sur. Habitan aguas dulces y desembocaduras de ríos, tanto rápidas como estancadas. Son predadores oportunistas, que se alimentan de otros peces, crustáceos, insectos y pequeños reptiles, adaptándose con facilidad a diferentes entornos. No son normalmente agresivas con organismos de mayor tamaño, pero su fuerte dentición las hace peligrosas en circunstancias de hambre o alteración.

Pez espada

Los **peces espada** (*Xiphias gladius*) son grandes peces predadores altamente migratorios, caracterizados por su pico largo y aplanado, diferente del de sus parientes, los marlines, que es cónico. El pez espada constituye la única especie perteneciente a la familia Xiphiidae, y su pesca es un deporte popular. Son estilizados y tienen la característica de perder todos sus dientes y escamas en su etapa adulta. Alcanzan un tamaño máximo de 4,3 m (14 pies) y un peso de 540 kg (1.190 libras).

El pez espada es conocido comúnmente como "el gladiador" debido a la forma de su cuerpo y a la similitud de su pico con una espada, el cual utiliza como arma tanto para atacar a sus presas, como para defenderse de sus depredadores naturales. El marrajo es una de las pocas criaturas marinas lo suficientemente grande y rápido como para atrapar y matar un pez espada adulto; los jóvenes son mucho más vulnerables a la depredación por parte de otros peces de mayor tamaño.

Los peces espada están distribuidos alrededor del mundo en aguas tropicales, subtropicales y templadas, entre los 45° norte y los 45° sur aproximadamente. Tienden a concentrarse donde se encuentran corrientes marinas importantes. Habitan en aguas superficiales donde la temperatura supera los 15°C, pero también pueden nadar y cazar en aguas de alrededor de 5°C por cortos períodos debido a órganos especiales que calientan sus ojos y cerebro.

Aunque los peces espada son animales de sangre fría, poseen órganos especialmente adaptados al lado de sus ojos que calientan estos últimos y también el cerebro. Se sabe que dichos órganos pueden hacer que las partes del pez mencionadas tengan una temperatura 10 o 15°C superior a la del agua. El calentamiento de los ojos mejora la visión, y subsecuentemente aumenta las posibilidades de atrapar una presa.

Se sabe que los peces espada suelen mantenerse en aguas más profundas durante el día, mientras que por la noche ascienden a zonas más superficiales.

Los especimenes de más de 23 cm (9 pulgadas) aproximadamente, poseen una aleta dorsal que se extiende por todo el largo del cuerpo. En una etapa de crecimiento más avanzada, la aleta dorsal desarrolla un único lóbulo. Cuando el pez alcanza unos 52 cm (20 pulgadas), la segunda aleta dorsal ya se ha desarrollado.

Rodaballo

El **rodaballo** (*Psetta maxima*) es un pez plano perteneciente a la familia de los Acophthalmidae que vive sobre los fondos marinos entre 20 y 70m de profundidad. Se alimenta de otros peces bentónicos. Su talla mínima para el consumo debe ser 30 cm.

Salmón

Salmón (*Salmo* spp.) es el nombre común de varias especies de peces de la familia salmonidae. Las truchas pertenecen a la misma familia. Los salmones viven en los océanos Pacífico y Atlántico.

Los salmones son anádromos: nacen en aguas dulces, migran al océano y vuelven a las aguas dulces para procrear. Se les atribuye la capacidad de volver al mismo sitio donde nacieron para reproducirse y los estudios recientes muestran que al menos un 90% de los salmones que remontan una corriente nacieron en ella. No se sabe cómo se orientan, pero puede que su fino sentido del olfato sea una de las claves.

En todas las especies de salmón del Pacífico, los individuos adultos mueren a las pocas semanas de procrear.

El salmón es un alimento habitual y razonablemente sano por su alto contenido en proteínas y ácidos omega 3 y relativamente bajo contenido en grasa. Por otra parte, el salmón es uno de los pescados menos afectados por el mercurio, aunque ahumado es una de las preparaciones más habituales.

El salmón atlántico se ha introducido en otros hábitats para pesca deportiva y piscicultura. En algunas zonas se está tomando conciencia de los posibles efectos que estos salmones puedan tener sobre otras especies autóctonas de peces.

Otra especie Atlántica, ***Salmo trutta***, se suele clasificar como trucha, a pesar de ser un pariente más cercano del salmón atlántico que ninguna de las especies del pacífico.

Sardina

En Europa, el nombre designa con frecuencia a sardina pilchardus, la **sardina común** o **europea**; La sardina europea o sardina común (*Sardina pilchardus*) es un pez de la familia de los clupeidos, estrechamente emparentado con las anchoas y arenques.

El cuerpo es alargado, no muy comprimido. La mandíbula superior poco o nada escotada, con los maxilares que no se extienden más allá de la parte media del ojo. El ojo tiene un párpado adiposo bien desarrollado. Los dientes son pequeños o nulos. La aleta dorsal se origina más cerca del rostro que de la base de la caudal. El dorso es de color verde pardo y a lo largo de los flancos presenta una banda azulada. El vientre es blanco plateado. Las aletas son incoloras, salvo la dorsal, que está un poco oscurecida.

La sardina forma varias razas geográficas que alcanzan distinto tamaño y edad, dependiendo del área en que vivan. De especies como la alosa (*Alosa alosa*) se diferencian por la posición de las aletas pélvicas, el número de escamas o el tamaño de la boca. Del *Sprattus sprattus* (espadín) se diferencia porque éste tiene el opérculo liso.

Pueden vivir hasta 8 años y alcanzar unos 25 cm, siendo las de razas de aguas frías las más grandes y longevas.

Son peces gregarios por excelencia y que realiza importantes desplazamientos. En primavera se acerca a la zona más costera y superficial, y cuando llegan las aguas frías se aleja y hunde.

Trucha

Trucha es el nombre común dado a varias especies de peces de agua dulce pertenecientes a la familia del salmón, pero el nombre se usa específicamente para peces de tres géneros de dicha subfamilia: *salmo*, que incluye las especies Atlánticas, *oncorhynchus* que incluye las especies del Pacífico, y *salvelinus*. Las truchas se encuentran normalmente en aguas frías y limpias de ríos y lagos, ampliamente distribuidas a lo largo de Norteamérica, el norte de Asia y Europa.

Las aletas de las truchas carecen de espinas, y todas las especies tienen una pequeña aleta adiposa en el lomo, cerca de la cola. Las poblaciones aisladas presentan diferencias morfológicas.

La mayoría de las truchas sólo se encuentran en agua dulce, pero unas pocas, como la *cabeza de acero* -que es la misma especie que la trucha arcoiris- pasa su vida adulta en el océano y vuelve a desovar en el río donde nació. La trucha generalmente se alimenta de lombrices, o de insectos, aunque las especies más grandes de *trucha marrón* comen otros peces.

Las truchas tienen el cuerpo lleno de espinas, pero su carne se considera sabrosa. Además, es un animal que lucha tenazmente cuando se lo pesca con caña, por lo que son muy cotizadas para la pesca deportiva. Por su popularidad son criadas a menudo en piscifactorías y posteriormente reintroducidas en los ríos para su pesca.

CAPÍTULO 4

Aceites, grasas y ceras

Los aceites, grasas y ceras, animales y vegetales, son esteres ácidos orgánicos, pertenecientes a las distintas series de ácidos grasos, denominados así por su presencia en las grasas. Un ester está formado por la combinación de un alcohol y un ácido, con eliminación de agua. Los aceites y grasas animales son esteres de la glicerina (más propiamente denominada glicerol) y una amplia variedad de ácidos grasos; las ceras, en cambio, son esteres de ácidos de la misma naturaleza y un alcohol distinto del glicerol. Los ácidos grasos pertenecen, principalmente, a tres o cuatro categorías: la de los ácidos saturados (ácido esteárico), la del ácido oleico (con un par de átomos de carbono unidos por un enlace doble) y una o dos más, formadas por ácidos más insaturados (con dos o más pares de átomos de carbono unidos por enlace múltiple). Los glicéridos de las series saturadas funden a temperatura superior a los de la serie oleica.

Los aceites y grasas contienen una cierta cantidad de ácidos grasos diferentes, en ocasiones hasta en número de diez, pero, lo más corriente es que tengan seis o más, algo que dificulta bastante el estudio de su composición. La existencia de esteres mixtos, tales como el diesteario monopalmitato de glicerilo aumenta aún más esta dificultad, razón por la que no es de extrañar que existan aceites y grasas cuya composición no ha sido aún totalmente determinada.

El estudio de la composición de los aceites y grasas se basa en el conocimiento de su componente ácido, ya que la mayoría de dichos ácidos forman parte de la composición de numerosos aceites y grasas.

Las grasas pertenecen a la amplia familia de los lípidos, que han sido clasificados en simples, compuestos y derivados. Los lípidos compuestos incluyen los fosfatos lípidos, tales como la lecitina y la cefalina; los simples comprenden las materias grasas y las ceras. Estas acostumbran a acompañar a las grasas, ordinariamente, en cantidad insignificante, junto a otros importantes compuestos, que incluyen las vitaminas liposolubles (A, E, D y K), colesteroles y otros alcoholes, y ciertos hidrocarburos. La mayor parte de estos componentes se reúnen en la fracción insaponificable de los aceites y las grasas.

Los aceites y grasas vegetales están localizados preferentemente en las semillas y en la carne de ciertos frutos (palmera y olivo), pero también se encuentran en las raíces, ramas, troncos y hojas de las plantas. En algunas semillas, por ejemplo, en las de la mayor parte de los cereales, la grasa se halla casi exclusivamente en el germen. También las producen ciertas bacterias, hongos y fermentos.

Los más importantes depósitos de grasa animal se hallan en el tejido subcutáneo, en la cavidad abdominal, en el hígado y en el tejido conjuntivo intermuscular. Los huesos (grasa de huesos) y particularmente los de las patas (aceite de pata de buey) y la piel del ganado vacuno y otros animales, también contienen cantidades apreciables de grasa.

El mecanismo de la formación de la grasa en los vegetales no es aún conocido; en los animales, la grasa puede ser debida a que la han ingerido como alimento, como una transformación de los hidratos de carbono o también pueden proceder de las proteínas, como consecuencia de transformaciones todavía insuficientemente conocidas. Es evidente, sin embargo, que los ácidos altamente no saturados (linólico y linolénico), no pueden ser sintetizados por los animales. Debido a su importancia para la vida animal estos ácidos son conocidos como "ácidos grasos esenciales". Las grasas son digeridas por la acción de la bilis, coadyuvada por ciertas enzimas; debido a su naturaleza fuertemente ácida, el jugo gástrico no les ocasiona ninguna transformación digestiva apreciable, en el propio estómago. En el intestino delgado, en cambio (concretamente en el duodeno), se produce su hidrólisis, por la acción combinada de la bilis y una enzima pancreática (esteapsina). En la parte interior de las paredes intestinales, los ácidos grasos y el glicerol se recombinan y son arrastrados por la linfa, dentro del torrente sanguíneo. En su calidad de agentes nutritivos, las grasas liberan más del doble de calorías, por unidad de peso, que las proteínas y los hidratos de carbono.

Los procedimientos industriales más importantes para la producción de grasas son: fusión, expresión y extracción por disolventes. En el procedimiento por *fusión*, la grasa es obtenida por calentamiento del tejido adiposo. La fusión se emplea, casi exclusivamente, para la producción de grasas animales. El procedimiento por *expresión* se emplea principalmente para la obtención de aceites y grasas vegetales, a excepción del aceite de palma, que se obtiene por fusión. Las dos variantes principales del método por expresión son:

1. Discontinuos, con aplicación de prensas hidráulicas o análogas.
2. Continuos, empleando prensas, de tornillo.
3. En muchos casos, tales como la obtención de aceite de soja, se emplea la extracción por disolventes.

Aceites comestibles

Si bien todos los aceites son materias grasas de origen vegetal, no todos son iguales ni en su composición ni en su obtención. Con respecto a este punto se puede decir que básicamente existen dos formas de obtener aceite:

1- Por procedimientos mecánicos en los que se utilizan grandes presiones y eventualmente, un aumento de la temperatura.
2- Por procedimientos químicos de extracción con solventes y su posterior refinado.

Mas allá de estos detalles que pueden ser interesantes, muchas veces el comercio está colmado de envases de aceites cuyas etiquetas los identifican con rótulos que la mayoría de los consumidores no saben su significado o no asocia directamente con el aceite. Por ejemplo:

Aceites vírgenes

Esta mención sólo sirve para el aceite de oliva porque es el único producto de esta familia presente en el mercado, que no ha sufrido el proceso químico del refinado.
Se refiere al jugo de las aceitunas obtenido por medios mecánicos directos. El sabor del aceite de oliva virgen es muy característico porque a más pureza, mayor es su acidez.

Aceites mixtos

Cuando un aceite es producto de la mezcla de oliva virgen y de aceite de oliva refinado, recibe la denominación de *aceite de oliva*. En el resto de los aceites debe figurar la denominación de "aceite mezcla de..." incluyéndose la lista completa de los aceites que integran el producto en orden descendente de calidad.
Estos aceites por lo general son ricos en ácidos poliinsaturados que pueden servir para la cocción debido a su escasa degradación por acción del calor.

Aceites de girasol, maíz y soja

Estos aceites son grasas poliinsaturadas que están destinadas preferentemente al consumo crudo por su menor resistencia al calor, aunque pueden ser empleados para la cocción o la fritura si no se les reutiliza.
Contienen las mismas calorías que cualquier aceite, aunque la publicidad insiste en sus buenas propiedades saludables y curativas. No obstante, es importante recordar que ningún aceite vegetal contiene colesterol, a menos que se lo caliente excesivamente o reiteradamente. En este procedimiento, cambia la composición química de los ácidos grasos del aceite,

saturándose. Esta condición puede ser la base para que el organismo genere colesterol de forma similar a los alimentos de origen animal. Las freidoras, al estabilizar la temperatura e impedir el ahumado, permiten la reutilización del aceite varias veces.

Aceite refinado

Esta característica indica que el aceite fue elaborado (extraído) con métodos químicos. Según las normas de etiquetado, todos los aceites de semillas deben decir "aceite refinado de...". El resto de las menciones como "extra fino o puro", no tienen significación definida, aunque ahora se pretende delimitar estos términos para aquellos aceites prensados en frío o sin manipulación con aditivos químicos.

Si bien todos los aceites tienen un 100% de grasas, algunos son mejores y más sanos para condimentar comidas y otros para cocinar. Con respecto a esto último punto, es interesante saber que cuando se hace una fritura de manera correcta, la absorción de grasas por parte del alimento, no sobrepasa el 8%. Esto significa que una buena fritura no supone un gran aporte de calorías, a la vez que puede ser un método de cocción tan saludable como los demás. No obstante, con frecuencia parte del sabor dependerá del aceite, y en este sentido el aceite de oliva es el que más sabor confiere a los alimentos, propiedad que para muchas personas es delicioso y para otros (extranjeros, en su mayoría), les resulta intolerable.

Para freír correctamente se debe tener en cuenta que:

· Antes de colocar el alimento en la sartén se lo debe secar bien para que no retenga el aceite. Esto permite obtener una fritura crocante e impide que el alimento se impregne de aceite.

· Al freír no hay que tapar la sartén para que los vapores de agua que se van condensando no alteren el aceite.

· El aceite para la cocción debe estar a una temperatura de 180°. En esa temperatura la absorción de grasa es insignificante. Las freidoras eléctricas permiten esta graduación selectiva.

. Cuando se desea que el aceite proporcione su sabor al alimento, el alimento debe mezclarse con el aceite aún frío.

Aceites de origen vegetal

Estos aceites, para que alcancen la categoría de saludables, deben poseer una proporción entre grasas insaturadas y saturadas de 1 a 7, esto es, una de saturadas y 7 de insaturadas, tal y como ocurre en un organismo humano sano.

Aceites de Oliva

Los mejores son obtenidos por prensaje en frío. Están compuestos principalmente por el ácido monoinsaturado oleico (65-85%) y por los poliinsaturados linoleico (4-20%) y palmítico (7-15%). Son ricos en tocoferoles, sustancias naturales que en su conjunto constituyen la vitamina E, antioxidante dotado de acción antioxidante. Los de menor calidad son obtenidos por extracción con solventes de los residuos del prensaje de las olivas (orujos). Los aceites de oliva constituyen una alternativa a la facilidad de oxidación de los aceites poliinsaturados y favorecen el aumento del colesterol HDL (bueno) en la sangre.

El aceite de oliva es la fuente natural más importante de la vitamina E: 100 gr. de aceite (10 cucharadas) contienen de 300 a 450 mg. de vitamina E. Una cucharada (10 gr.) contendría entonces de 30 a 45 mg., cantidad más que suficiente para satisfacer a la necesidad teórica diaria calculada en 10 mg. Cuando es necesario reforzar las defensas del organismo, evitar las enfermedades cardiovasculares o prevenir el cáncer, se requieren dosis superiores a los 200 mg. diarios de vitamina E: al menos 7 cucharadas al día por varios meses o el consumo diario de cápsulas con 200 mg de dicha vitamina.

Aceite virgen de Oliva

Es obtenido por prensado de las aceitunas, sin ser sometido a manipulaciones químicas. Su acidez varía del 1% en el aceite extra-virgen, al 2% en el aceite virgen fino, al 3.3% en el aceite virgen corriente. Se trata de un indicador de la cantidad de ácidos grasos libres presentes en el aceite, expresada en tanto por ciento de ácido oleico. Los ácidos grasos se liberan cuando la aceituna es defectuosa por causa de plaga o enfermedad o bien se ha maltratado durante la recolección y/o transporte; por tanto, un mayor grado de acidez puede significar mayor deterioro de las aceitunas y no mayor calidad. Por supuesto, el grado de acidez no interviene en el sabor. Estas cualidades del aceite virgen no deben ser confundidas con aquellas del aceite de Oliva, no virgen, producido mezclando aceites de oliva muy ácidos y rectificados con álcalis.

Aceite de orujos de Oliva
Lo que queda de las aceitunas prensadas es extraído con solventes y luego rectificado y refinado. Este procedimiento hace desaparecer los componentes desagradables y mejorar su valoración organoléptica.

Aceites de semillas
Son extraídos de diversos tipos de semillas oleosas, por prensado en frío o, más frecuentemente, por medio de la extracción con solventes. Su valor energético equivale a los aceites de oliva (9.4 cal/gr.). Los obtenidos por prensado son los más apreciados porque conservan los elementos con acción antioxidante (vitamina E en especial).

Aceite de cacahuete
Es extraído de las semillas de una leguminosa (maní) por prensado. El aceite es de color amarillo, de óptimo sabor y de agradable perfume. Es muy adapto para la alimentación humana por su composición equilibrada en ácidos grasos. Contiene ácido oleico (55%), ácido linoleico (25-30%) y cerca del 15% de ácidos grasos saturados. El porcentaje entre las grasas saturadas e insaturadas se acerca al 1:7 recomendado como saludable. Es apto, particularmente, para freír.

Aceite de girasol

Está constituido en gran parte por ácido linoleico (50-65%) y contiene del 15 al 20% de ácido oleico y del 5 al 13% de ácidos grasos saturados. Su composición, rica en ácidos poliinsaturados, pero exenta del ácido linolénico (fácilmente oxidable), lo proporciona una gran resistencia a la termo-oxidación. Si es obtenido por prensado en frío no pierde las vitaminas ni los componentes con propiedades antioxidantes (tocoferoles). Puede sustituirse por el aceite de maíz, y ambos no modifican sustancialmente el sabor de los alimentos.

Aceite de maíz

Si es extraído por prensado presenta un contenido elevado de tocoferoles. Contiene el 40%-60% de ácido linoleico, el 20-30% de ácido oleico y el 10-15% de ácidos grasos saturados. El aceite es relativamente estable y de sabor agradable. Es el aceite más usado para la preparación de aceites dietéticos que, con el agregado de las vitaminas A, B6, E, contribuye a disminuir la concentración del colesterol en la sangre.

Aceite de soja

Está compuesto por casi el 50% de ácido linoleico, el 25% de ácido oleico y del 5-10% de ácido linolénico. Los ácidos grasos saturados no superan el 15%. Esta predominancia de ácidos grasos poliinsaturados le hace adecuado para las dietas bajas en colesterol LDL. Por su elevado contenido de ácidos grasos poliinsaturados es fácilmente oxidable y por eso no es apto para ser freído, salvo en una única fritura. Si se respeta esta peculiaridad, aporta la gran ventaja de no ser absorbido apenas por el alimento, no modificando su sabor natural. El aceite más económico es obtenido por medio de solventes, pero el extraído por prensado conserva los nutrientes naturales y la Vitamina E.

Aceite de uva

Se obtiene por extracción de las semillas de la uva. Una vez refinado se presenta de color verde claro y de sabor agradable.

Es el aceite con la mayor cantidad de ácido linoleico (70%), mientras los ácidos grasos saturados no superan el 10%. Si es extraído por prensaje conserva el contenido de vitamina E y los antioxidantes presentes en la uva y puede sustituir, por sus óptimas calidades, el aceite de girasol y el de maíz.

Aceite de germen de trigo

El aceite de Germen de Trigo es una excelente fuente de ácidos grasos esenciales y de Vitamina E natural. En su composición encontramos los siguientes ácidos grasos:
· Ácido Linolénico 56 %
· Ácido Oleico 17 %
· Ácido Palmítico 16 %
· Ácido Linoléico 7 %

El aceite de germen de trigo se considera la fuente más importante de vitamina E (entre 300-450 mg./100 g), también posee ácidos grasos esenciales, octacosanol, ácido linoleico, ácido oleico, ácido palmítico, provitamina A, vitamina F y estearina. Su gran contenido en sustancias biológicamente activas es debido a su origen embriónico.

Se obtiene del germen de trigo y está compuesto por una serie de ácidos grasos benéficos para el organismo. Uno de sus principales componentes es la vitamina E, razón por la que generalmente se recomienda el consumo de este aceite.

Solamente se recomienda para ser consumido crudo, preferentemente tomando una cucharada en ayunas por períodos de un mes, con lo que se evitan problemas de estreñimiento, sequedad en la piel y deficiencias de Vitamina E.

Otra aplicación importante es en cosméticos, ya que humecta y evita las líneas de expresión cuando se utiliza frecuentemente. En el cutis se puede utilizar para desmaquillar, diluyendo con aceite mineral (para bebe) hasta lograr la viscosidad deseada.

Tratamiento para obtener aceite vegetal

Pretratamiento

La primera operación después de la cosecha implica esterilización y tratamiento térmico con vapor o cocimiento, lo que inactiva las enzimas lipolíticas que pueden ocasionar una rápida degradación del aceite y facilita el flujo del mesocarpio para extraer el aceite. La pulpa de los frutos de la palmera "esterilizados" se extrae en un triturador o un mortero de madera, o en un digestor mecánico.

El descortezado o pelado separa la porción portadora de aceite de la materia prima, y elimina las partes con poco o ningún valor nutritivo. Se puede disponer de peladoras mecánicas pequeñas para las almendras, pero sigue predominando el pelado manual.

La mayoría de las semillas oleaginosas y nueces se someten a un tratamiento térmico de tostado para licuar el aceite presente en las células de la planta y facilitar su liberación durante la extracción. Todas las semillas oleaginosas y nueces se someten a este tratamiento excepto los frutos de la palmera, en los que la esterilización reemplaza este tratamiento.

Para aumentar la superficie y optimizar el rendimiento en aceite, se reduce el tamaño de la parte portadora de aceite del maní, girasol, sésamo, coco, almendra de palma y semilla de butirospermo. En las operaciones rurales se suelen emplear molinos mecánicos de fricción por discos.

Extracción

En la extracción del aceite, las semillas molidas se mezclan con agua caliente y se hierven para permitir que el aceite flote y sea recogido. Las semillas molidas se mezclan con agua caliente para hacer una pasta que se amasa a mano o a máquina hasta que el aceite se separa en forma de emulsión. En la extracción del aceite de maní, se suele añadir sal para hacer que las proteínas coagulen y favorecer la separación del aceite.

Los grandes trituradores rotatorios en sistemas de mortero fijo pueden moverse mediante motor, personas o animales, proporcionando fricción y presión a las semillas oleaginosas para liberar el aceite en la base del mortero. Hay otros sistemas tradicionalmente utilizados en la extracción rural de aceite que emplean piedras pesadas, cuñas, palancas y cuerdas retorcidas. Para presionar, se aprieta manualmente una placa o un pistón dentro de un cilindro perforado que contiene la masa de aceite molida o su pulpa por medio de un tornillo. El aceite se recoge debajo de la cámara perforada. Se han diseñado diversos expeledores mecánicos. La materia prima precalentada se alimenta en un cilindro horizontal mediante un estrangulador ajustable; la presión interna que se crea en el cilindro produce la ruptura de las células que contienen el aceite, y lo liberan.

Deshidratación
Las trazas de agua presente en el aceite crudo se eliminan hirviéndolo en calderos poco profundos, después de depositarlo en ellos. Esto es frecuente en todas las técnicas rurales que reconocen el papel catalítico del agua en el desarrollo de rancidez y de características organolépticas pobres.

Almacenamiento
Muchas de las fases de elaboración industrial tienen su origen en los procedimientos tradicionales. En las operaciones en gran escala, las semillas oleaginosas se secan hasta obtener una humedad inferior al 10 por ciento. Se pueden almacenar durante períodos prolongados de tiempo en condiciones adecuadas de aireación, tomando precauciones contra las infestaciones de insectos y roedores. Este tipo de almacenamiento reduce la infección por mohos y la contaminación con micotoxinas, y minimiza el proceso de degradación biológica que conduce a la aparición de ácidos grasos libres y de color en el aceite.
Las frutas oleaginosas, como la aceituna y la palma, deben tratarse tan pronto como sea posible. La palma se esteriliza como primer paso de la elaboración. Los tejidos adiposos y las materias primas procedentes del pescado (esto es, el cuerpo o el

hígado) se derriten durante las primeras horas haciéndolos hervir para destruir las enzimas y evitar el deterioro del aceite.

Elaboración
Las semillas oleaginosas generalmente se limpian de sustancias extrañas antes de quitar la corteza. Las almendras se muelen para reducir su tamaño y se cuecen con vapor, y el aceite se extrae mediante un torno o una presa hidráulica. La torta de la prensa se desprende en escamas para la posterior extracción de las grasas residuales con disolventes. El aceite puede extraerse directamente con disolventes de los productos con bajo contenido en aceite, tales como la soja, el salvado de arroz y el maíz.

Refinado del aceite
El refinado produce un aceite comestible con las características deseadas por los consumidores, como sabor y olor suaves, aspecto limpio, color claro, estabilidad frente a la oxidación e idoneidad para freír. Los dos principales sistemas de refinado son el refinado alcalino y el refinado físico (arrastre de vapor, neutralización, destilación), que se emplean para extraer los ácidos grasos libres.

En algunos aceites, como el de girasol o el de salvado de arroz, se obtiene un producto claro de mesa mediante una etapa de eliminación de las ceras o de cristalización de los ésteres de ceras a baja temperatura, seguida de una filtración o centrifugación.
El proceso de neutralización alcalina tiene importantes inconvenientes, el rendimiento es relativamente bajo y se producen pérdidas de aceite debido a la emulsión y saponificación de los aceites neutros. También se genera una cantidad considerable de líquido no oleoso. Los jabones se disocian generalmente con ácido sulfúrico, recuperándose los ácidos grasos libres junto con sulfato sódico y vapor de agua ácida que contiene grasa.

En el refinado físico, los ácidos grasos se eliminan mediante un procedimiento de destilación al vapor (arrastre) similar a la desodorización. La baja volatilidad de los ácidos grasos (que depende de la longitud de la cadena) requiere temperaturas más elevadas que las requeridas sólo para la desodorización. En la práctica, una temperatura máxima de 240-250 °C es suficiente para reducir el contenido de ácidos grasos libres a niveles de alrededor del 0,05-0,1 por ciento. Un requisito previo del refinado físico es que se eliminen los fosfátidos hasta un nivel inferior a los 5 mg de fósforo/kg de aceite. En el proceso de refinado clásico, este nivel se consigue fácilmente en la etapa de neutralización, pero se requiere un proceso especial de desgomado para el refinado físico de las semillas oleaginosas con alto contenido en fosfátidos. Estos procedimientos se basan en una hidratación mejorada de los fosfolípidos mediante un contacto íntimo entre el aceite y una solución acuosa de ácido cítrico, ácido fosfórico y/o hidróxido sódico, seguida de blanqueo.

Es improbable que las condiciones de reacción suave empleadas durante el desgomado y la neutralización induzcan cambios significativos indeseables en la composición del aceite. Por el contrario, algunas impurezas, incluidos compuestos oxidados, trazas de metales y materiales coloreados se eliminan parcialmente por arrastre con los fosfolípidos y con el depósito de jabón. Estas impurezas se reducen posteriormente durante el blanqueo. La neutralización también contribuye considerablemente a eliminar contaminantes, tales como las aflatoxinas y los organofosforados. Los plaguicidas organoclorados y los hidrocarburos aromáticos policíclicos, si están presentes, deben eliminarse durante la etapa de desodorización/arrastre y mediante un tratamiento con carbón activo. Suelen producirse pérdidas de tocoferoles y esteroles durante la etapa de neutralización alcalina, pero, sin embargo, en condiciones bien controladas (minimizando el contacto con el aire) esta pérdida no supera el 5-10 por ciento.

Pérdidas físicas

Durante la desodorización o el refinado físico se eliminan los compuestos volátiles del aceite mediante la combinación de altas temperaturas, bajas presiones y arrastre con un gas inerte (vapor). El grado de eliminación depende de las propiedades físicas de los componentes (especialmente tensión de vapor) y de la temperatura y volumen de vapor que se hace pasar a través del aceite. Algunas pérdidas físicas son muy convenientes, tales como la eliminación de los malos olores, plaguicidas y compuestos aromáticos policíclicos, si existieran. Otras pérdidas de compuestos con valor nutritivo, como tocoferoles y esteroles, son potencialmente indeseables.

Composición en ácidos grasos de aceites de origen vegetal (gramos/100 gramos aceite)

Aceite	Grasas Saturadas	Grasas Mono insaturadas	Grasas Poli insaturadas	Ácidos grasos Omega 6	Ácidos Grasos Omega 3
Aceite de maíz	13.6	26.1	59.9	57.7	2.2
Aceite de canola (colza)	7.4	65.8	26.7	19.4	7.3
Aceite pepita de uva	11.7	16.2	72.1	71.1	1.0
Aceite de soja	14.7	22.3	63.0	56	7
Aceite de oliva	5.2	72.2	14.7	13.9	0.8

Aceites de origen animal

Aceite de pescado: Este aceite está distribuido uniformemente en la carne de los peces, de la cual no puede ser separado, aunque existe una mayor proporción en el hígado. Es rico en vitaminas liposolubles y ácidos grasos esenciales altamente poliinsaturados (ácido linoleico, linolenico, arachidónico y ácidos de la serie omega 3). El ácido eicosapentaenoico (EPA) y el ácido docosaesaenoico (DHA), que hacen parte de la serie omega 3, son ácidos grasos de cadena larga altamente poliinsaturados. Protegen el sistema cardiovascular reduciendo los niveles elevados de triglicéridos plasmáticos y de colesterol LDL, elevando la cantidad de colesterol HDL. El consumo de alimentos conteniendo ácidos grasos omega 3, por parte de la madre, es también muy útil para el desarrollo del sistema nervioso del feto y del lactante.

Aceite de hígado de bacalao: Está constituido por los ácidos grasos de pescado y es la fuente natural más rica en vitaminas A y D. Se puede suministrar a los niños en fase de crecimiento, sobretodo durante el invierno o en los países con pocas horas de sol, para prevenir el raquitismo. Está indicado en las mujeres embarazadas o que dan el pecho, para los ancianos, en la osteoporosis, en las fracturas que no se sueldan bien y en el curso de enfermedades infecciosas o crónicas. Favorece la asimilación del calcio. Un suplemento diario de este aceite ayuda a personas ancianas con osteoporosis a mejorar su densidad ósea, al menos de mejor modo que la terapia conjunta calcitonina más calcio. Por supuesto, el tratamiento es mucho más barato.

Grasas de origen vegetal y animal

Nos referimos ahora a las grasas saturadas que se encuentran en las carnes, embutidos, leche y sus derivados, y en los aceites vegetales de coco y de palma. Son las que favorecen el depósito de colesterol LDL en las arterias y disminuyen el colesterol de alta densidad HDL. Es recomendable no comer, en el total de grasas, más del 10% de las saturadas, siendo deseable no comerlas en absoluto.

Aceites de coco y de palma: A la temperatura ambiente son sólidos, ya que están constituidos por cantidades elevadas de ácidos grasos saturados (80%), similares a las grasas de origen animal.

Mantequilla: Es una grasa de origen animal y, por eso, saturada. Está constituida por el 15% de agua, el 85% de grasas y es rica de vitamina A. Es altamente energética (715 calorías por 100 gr.) y es la más digerible de las grasas saturadas, por la presencia de glóbulos de grasa de pequeñas dimensiones gracias al proceso de homogeneización.

Margarinas: Son productos de consistencia diferente, compuestos básicamente de grasas emulsionadas con agua. La parte grasa está constituida por aceites vegetales o animales, endurecidos mediante hidrogenación. Están exentos de colesterol, pero, tratándose de grasas líquidas convertidas en sólidas, su uso en la alimentación no es tan aconsejable como los fabricantes dicen.

Tocino, panceta, grasas sólidas: Son grasas saturadas, obtenidas de diferentes partes del cerdo. El contenido de colesterol es alrededor de los 100 miligramos por cada 100 gr. de producto. Son condimentos desaconsejados en una dieta sana.

Constituyentes no glicéridos de las grasas

Además de los triglicéridos, en las grasas alimentarias se encuentran gran variedad de componentes que son importantes para mantener la salud. Estos componentes no glicéridos de las grasas pueden explicar algunas de las incongruencias de los estudios epidemiológicos y experimentales.

Vitaminas liposolubles
La vitamina A y la vitamina D se encuentran principalmente en las mantecas y en los aceites de pescado. El aceite de palma rojo

es una fuente rica de betacaroteno, una provitamina A. En muchos países en desarrollo, especialmente en África occidental, el aceite de palma bruto es una importante fuente de betacaroteno, que aporta gran parte de la vitamina A requerida por la población.

Sin embargo, la elaboración de los aceites comestibles hace que con frecuencia se eliminen totalmente los carotenoides presentes en el aceite bruto. Por ejemplo, el aceite de palma bruto, una fuente rica en carotenoides (500-700 ppm) puede perderlos todos en el proceso de refinado. Sin embargo, se pueden utilizar técnicas suaves para elaborar el aceite que permiten conservar la mayor parte de los carotenoides a la vez que se eliminan los ácidos grasos libres y los peróxidos perjudiciales. El aceite de palma rojo resultante, con un alto contenido de carotenoides, puede convertirse en un importante componente dietético en la lucha contra la carencia de vitamina A en muchos países en desarrollo, y debe apoyarse su utilización.

Muchos aceites vegetales y los productos fabricados con ellos contienen concentraciones apreciables de vitamina E (tocoferoles), que también pueden reducirse como consecuencia de algunos métodos de elaboración.

Ubiquinonas

No se sabe si la ubiquinona Q9 es biológicamente activa en los seres humanos, pero la ubiquinona Q10 actúa como transportador de electrones en las mitocondrias. La ubiquinona Q10, junto con el alfa tocoferol, parece proteger las lipoproteínas de baja densidad frente a la oxidación.

Antioxidantes

Además de la vitamina E, otras sustancias actúan como antioxidantes, pero el tocoferol es el principal antioxidante liposoluble del cuerpo, y se encuentra en las lipoproteínas, especialmente en las LDL. Se encuentra en las membranas celulares, tanto en el interior como en el exterior de la célula, mejorando la protección de ésta frente al ataque de los radicales libres. La vitamina E mejora la función inmunitaria y puede intervenir en la reparación de las membranas dañadas.

Se ha supuesto que los antioxidantes alimentarios protegen contra diversos condicionantes relacionados con la edad, incluidas las enfermedades cardiovasculares y el cáncer. El papel que juegan el tocoferol y otros antioxidantes en la protección de los ácidos grasos frente a la oxidación cobró importancia cuando se reconoció que las LDL oxidadas podían intervenir en el proceso aterosclerótico. En las lesiones ateroscleróticas están presentes las LDL modificadas por oxidación, que parecen constituir el vínculo entre las LDL plasmáticas y el desarrollo de las primeras lesiones. Otras pruebas de que la oxidación lipídica podría ser un factor de aterosclerosis, procedieron del descubrimiento de que la sensibilidad de las LDL ante la oxidación se correlacionaba con la severidad de la aterosclerosis en varones jóvenes que habían sobrevivido a un infarto de miocardio.

La suplementación con antioxidantes en varones con un nivel bajo de los mismos y un alto consumo de grasas, redujo la capacidad de las plaquetas de agregar y de producir tromboxano A_2. En relación con este descubrimiento, las muestras de suero de 16 grupos europeos aportaron la evidencia de la relación inversa entre los niveles de alfa tocoferol del plasma y las tasas de mortalidad a causa de las enfermedades coronarias del corazón. Cuando un grupo de voluntarios masculinos recibió suplementos con alfa tocoferol durante un período de tres meses, esto condujo al aumento de los niveles de alfa tocoferol en el plasma y en las LDL, y disminuyó la sensibilidad de las LDL frente a la oxidación, en comparación con la suplementación con un placebo. En dos grandes estudios de exploración, uno entre mujeres y otro entre hombres, la ingestión de vitamina E, en principio como suplemento, se asociaba con una reducción sustancial del riesgo de infarto de miocardio. Entre los hombres, el consumo de carotenoides se asociaba también a una disminución del riesgo, especialmente entre las personas que habían fumado cigarrillos antes o durante el estudio. Esta prueba sugiere que los antioxidantes juegan un importante papel en la prevención de las enfermedades coronarias del corazón, pero se necesita un apoyo científico mayor.

Se ha pensado que los antioxidantes liposolubles, especialmente los carotenoides y el tocoferol, reducen el riesgo de varios tipos de cáncer. Los mejores datos indican que existe una relación entre la ingestión de carotenoides y el riesgo de procesos epiteliales malignos, especialmente cáncer de pulmón. Existen relativamente pocos datos que relacionen el consumo de vitamina E con el riesgo de cáncer, debido en parte a la dificultad de evaluar el consumo de este nutriente. Sin embargo, los niveles sanguíneos de vitamina E y los complementos con vitamina E se han relacionado directamente con un menor riesgo de determinados cánceres. Además, se ha visto que la vitamina A, suministrada tanto preformada como en forma de precursor carotenoide, está inversamente relacionada con el riesgo de cáncer de mama.

A partir de los estudios epidemiológicos y con animales, existen pruebas de que el betacaroteno, y posiblemente el alfacaroteno, puedan tener propiedades anticancerosas. Los estudios epidemiológicos han mostrado congruentemente las relaciones entre consumos elevados de alimentos enriquecidos con betacaroteno y una reducción del riesgo de determinados cánceres.

Tocotrienoles

Aparte de su actividad como vitamina E, los tocotrienoles presentan ciertas propiedades fisiológicas que no se observan en los tocoferoles. Se ha descrito que cuando se suministran a través de la alimentación a los animales y a los humanos, los concentrados de tocotrienol presentan el efecto de disminuir el nivel de colesterol. Se ha sugerido que la capacidad de los tocotrienoles de reducir el colesterol puede estar mediada por su capacidad de reducir los niveles de actividad de la reductasa hepática GMH-CoA. Además, se ha visto que los tocotrienoles influyen sobre ciertos parámetros hemostáticos, y reducen la incidencia de los tumores inducidos químicamente en ratas.

Los esteroles de las plantas no son bien absorbidos por los seres humanos, y pueden inhibir la absorción del colesterol y de los ácidos biliares. Pueden ejercer efectos apreciables sobre los niveles de colesterol de las LDL, incluso con consumos relativamente bajos. Aunque no se ha establecido el principal mecanismo de acción de los fitosteroles, pueden influir sobre la solubilización de las moléculas de colesterol, así como la tasa de síntesis y degradación del colesterol.

Un grupo de ésteres del ácido ferúlico de los alcoholes triterpenos y esteroles vegetales ha mostrado también tener un efecto hipocolesterolémico, quizá inhibiendo la absorción del colesterol y favoreciendo la excreción del esterol y de los ácidos biliares. El orizanol, un éster del ácido ferúlico, llega a constituir un 20 por ciento de la fracción no saponificable del aceite de salvado de arroz bruto. Además, el ácido ferúlico es un potente antioxidante que estabiliza los aceites vegetales.

Conclusiones

Los datos actuales sobre los antioxidantes, específicamente tocoferol, sugieren un efecto protector frente a las enfermedades coronarias del corazón en los seres humanos. Sin embargo, estos datos no permiten todavía establecer recomendaciones específicas sobre su consumo. La hipótesis de que las LDL oxidadas constituyen un importante factor aterogénico se suele considerar atractiva. Aunque se han detectado LDL oxidadas en la placa aterosclerótica, todavía no se han aportado pruebas sólidas de que la oxidación de las lipoproteínas en los seres humanos se relacione causalmente con la aterosclerosis.

Varios estudios parecen sostener la hipótesis de que los antioxidantes pueden prevenir la modificación de las LDL por oxidación. Sin embargo, antes de que se puedan extrapolar estos estudios a la aterosclerosis, hay que considerar varios puntos: primero, es difícil demostrar un efecto protector en los seres humanos porque las técnicas disponibles tienen una capacidad limitada de medir las peroxidaciones en curso de los lípidos; segundo, no están claras las consecuencias *in vivo* de las medidas de la oxidación de las LDL *in vitro* y tercero, la eficacia de cada antioxidante en la prevención de la aterosclerosis debe determinarse todavía mediante amplios estudios.

Los alimentos con alto contenido de poliinsaturados podrían contener al menos 0,6 mg equivalentes de tocoferol por cada gramo de ácidos grasos poliinsaturados. Pueden ser necesarios niveles superiores en el caso de las grasas ricas en ácidos grasos que contienen más de dos dobles enlaces.

La introducción de comidas con bajo contenido de grasas y de aliños reduce la ingestión de vitamina E. A la luz de la reciente evidencia de la importancia de la vitamina E, sería prudente mantener en los mencionados productos bajos en grasas, la misma cantidad de vitamina E por gramo de producto que la que existe en los correspondientes productos con alto contenido en grasas.

CAPÍTULO 5

FRUTOS SECOS Y OMEGA 3

Aunque habitualmente se consumen como un complemento a la dieta, acompañados normalmente por bebidas, o simplemente como un entretenimiento culinario en reuniones o antes de las comidas, los frutos secos podrían constituir, por sí mismos, un exquisito, saludable y nutritivo plato digno de los mejores paladares.

Más de la mitad de su contenido son lípidos, pero los son básicamente a base de ácidos grasos insaturados, entre ellos el ácido oleico (en mayor cantidad en almendras y avellanas) y el ácido linoleico (abundante en cacahuetes y nueces). Solamente el coco contiene mayoritariamente grasas saturadas.

Su alta riqueza en ácidos grasos esenciales, que el organismo humano es incapaz de sintetizar, les hace ser imprescindibles para la formación de las membranas celulares, particularmente en las células nerviosas. Su contenido en minerales es superior al de las frutas, destacando en magnesio, fósforo, potasio, calcio y hierro, y oligoelementos como zinc y selenio. En cuanto a vitaminas, carecen en general de vitamina C, pero son ricos en B1, niacina, pantotenato y ácido fólico. También constituyen una de las fuentes vegetales más abundantes en vitamina E, aunque parte de ella quizá se pierda en el proceso de tostado. Sus proteínas son de un alto valor biológico, con una utilidad neta superior incluso a la carne, conteniendo también fibra en cantidades considerables, lo que favorece la movilidad intestinal y evita el estreñimiento.

Aunque su consumo debe ser moderado por su alto contenido calórico, pueden sustituir perfectamente a un plato de comida tradicional. El único requisito es masticarlos bien para que nuestro estómago no se resienta pues, no debemos olvidar, estamos tomando un alimento muy concentrado. Unos 50 gramos son una correcta cantidad.

Ahora ya sabemos su efecto beneficioso, tanto preventivo como curativo, sobre las enfermedades cardiovasculares, salvo aquellos que contengan gran cantidad de sal. En resumen, el consumo habitual y moderado de frutos secos reduce los niveles de colesterol LDL, aumenta el colesterol HDL y protege frente al desarrollo de arteriosclerosis.

Los frutos secos con mayor cantidad de grasas insaturadas son las nueces (59%), avellanas (54%), almendras (53%) y pistachos (52%). Los menos grasos, que bajan del 40% de lípidos, son las castañas (2%) y dátiles (0,2%).

Esta es una relación de los más importantes:

ALMENDRA

Los frutos se recogen a finales del verano.
La fruta está recubierta por una envoltura muy fuerte, en cuyo interior está la semilla comestible.

Es rica en ácido linoleico y oleico, albúmina, azúcar, mucílago y enzimas.
Contiene fósforo, potasio, magnesio, calcio, hierro, azufre, cloro, aluminio, manganeso, cobre y zinc. También vitaminas A, E, B-1, B-2, PP.

Propiedades:
Es muy energética y aporta calorías en abundancia en la época de los fríos. Favorecen la lactancia al estimular la subida de la leche materna, mejoran las afecciones del sistema nervioso y tienen un interesante efecto antiséptico a nivel intestinal.
La leche de almendras es un alimento especialmente recomendado para hepáticos y personas desnutridas. También se

le han reconocido propiedades para mejorar el eccema infantil, las diarreas por intolerancias digestivas, mejorar su desarrollo y ayudarles a recuperarse después de las infecciones.

Externamente se emplea su aceite como suavizante de la piel y para aliviar escoceduras en los bebés, limpiar la piel maquillada y evitar las arrugas prematuras.

No deben comerse las almendras amargas por su contenido en ácido cianhídrico.

AVELLANA

El árbol del avellano es pequeño, muy frondoso y se cultiva abundantemente en Cataluña e Italia. El fruto nace dentro de una flor en forma de cúpula y lo hace en primavera, antes de la eclosión de las hojas.

Se recolectan tanto las hojas como la corteza y semillas, procurando que sea en tiempo seco y poniendo todas estas partes sobre cañizos expuestos a corrientes de aire a una temperatura máxima de 40°.

Propiedades:

Aunque son difíciles de digerir y hay que masticarlas largamente hasta convertirlas en papilla, su riqueza en grasas vegetales las hace muy adecuadas como alimento calórico de reserva en invierno. Son adecuadas como nutrientes en el embarazo, en el crecimiento infantil y en la diabetes.

Es reconstituyente y está indicado en procesos tuberculosos, hepatitis y en la vejez.

Tiene efectos diuréticos, mejora las varices y la patología venosa, especialmente las hemorroides.

CACAHUETES (Maní)

Se trata de una leguminosa que crece en una enredadera y sus tallos floridos se inclinan hacia abajo hasta enterrar las puntas en el suelo, donde se forman las semillas protegidas por una capa dura y áspera.

Su cultivo es sencillo y solamente requiere un lugar soleado y protegido de los vientos. Se pueden plantar en una maceta partiendo de algunos cacahuetes en sus vainas. Se colocan con una separación de 10 cm en los meses finales de la primavera, pudiéndose recolectar en invierno.

Composición:

Es muy rico en grasas, sales minerales (sílice, azufre, cloro, zinc, boro, cobalto, potasio, hierro, manganeso, cobalto, flúor y yodo) y vitaminas de grupo B, especialmente ácido pantoténico, fólico e inositol.

Contiene un 77% de grasas poliinsaturadas la mayor parte, proteínas de alto valor biológico y algo de vitaminas A, C, E y D. La vitamina B-1 se pierde cuando se tuestan.

Su valor calorífico es altísimo, 2.500 calorías en medio kilo.

Propiedades:

Aporta muchas calorías, por lo que se aconseja en los deportistas y para los meses de invierno.

Su aceite se emplea para dar masajes deportivos y terapéuticos y para quitar las arrugas.

Se le reconocen propiedades astringentes y contra los cólicos hepáticos, así como cierta protección en el sistema nervioso.

Sus ácidos grasos no saturados son útiles para controlar los niveles de colesterol, impedir la degeneración del sistema nervioso y mejorar la artritis.

NUECES

Tiene una madera muy cotizada en el mercado y sus frutos los proporciona en el invierno.

Se puede plantar al lado de los caminos o en el jardín y la recolección se hace con las nueces maduras, poniéndolas a secar en capas finas al sol o en secadero, dándolas muchas vueltas hasta que se ponen de color marrón oscuro.

Vitaminas B, A y E, además de potasio, magnesio, azufre, fósforo, manganeso, zinc, sodio, cobre, hierro y calcio.
También contienen pequeñas cantidades de un alcaloide llamado yuglanina, taninos gálicos, aceite esencial y un glucósido.

Propiedades:
Hay que comerlas bien masticadas y no continuamente, ya que pueden irritar las encías. Proporcionan una gran energía de reserva por su materia grasa, y la fina tela que se encuentra dentro tiene interesantes acciones para proteger el corazón y mejorar su función. También se le atribuyen propiedades favorables en la memoria y el riego sanguíneo cerebral.
Mejora las secreciones linfáticas, elimina parásitos intestinales, baja el colesterol y ayuda a curar las erupciones cutáneas. Se emplean en trastornos gástricos e intestinales, para calmar el sistema nervioso y los espasmos. Mejora la coagulación sanguínea y los sabañones.
Sus hojas (nogal) en infusión mejoran la diabetes.

Otros usos:
Las nueces son ligeramente afrodisiacas, combaten la fatiga, el ardor de estómago, los cólicos y mejoran la circulación y el corazón. Por su gran parecido con el cerebro humano se las ha considerado desde siempre como un tónico y estimulante cerebral, aunque recientemente también se le han descubierto interesantes propiedades para las afecciones cardíacas, especialmente el filamento interno que normalmente se desecha. Previenen las lombrices.

PIÑONES

Es el fruto del pino piñonero (Pinus pinea) y se trata de una fruta muy rica en aceites esenciales.

Florece en mayo y se encuentra en bosques mixtos o en reservas secas y cenagosas. Se emplean también las yemas y la resina.

Contiene un aceite esencial con felandreno, pineno y otros.

Propiedades:
Es aperitivo, aporta numerosas calorías y nutrientes, aunque es bastante indigesto si se toma sin masticar adecuadamente. Se emplea en las anemias, en la astenia y en los deportistas de invierno. Antiguamente se utilizaba con cierto éxito en la tuberculosis, las parálisis infantiles y para curar la impotencia.

PIPAS DE CALABAZA

En la antigüedad se le consideró como un alimento signo de progreso económico, gozando de gran fama como saludable. Se trata de una planta de la familia de las Cucurbitáceas con tallo flexible, trepador, cubierto de pelos ásperos, hojas grandes y pelosas, y flores grandes de color anaranjado.
El fruto es amarillo o verde, de grandes dimensiones y contiene en su interior numerosas semillas grisáceas, planas, encerradas en pieles blancas.

Composición:
Las semillas son muy ricas en grasas (un 50%), la mayoría compuestas por ácidos linoléicos y linolénicos. También contiene un fermento denominado citrilina considerado un portador de oxígeno, hormonas vegetales, vitamina A, E y F, una gran riqueza en arginina y otros aminoácidos esenciales.
También tiene grandes cantidades de fósforo, magnesio, hierro y zinc.

Propiedades:
Constituyen un extraordinario remedio para eliminar los parásitos intestinales e incluso la tenia.

Baja la inflamación de la próstata, mejora los adenomas y corrige las enuresis nocturnas, no solamente las de los niños sino las de los adultos.

Mejoran la visión, refuerzan las defensas, facilitan la digestión y tienen un buen efecto rejuvenecedor general y en especial en los órganos reproductores.

PIPAS DE GIRASOL

Planta herbácea de gran tamaño y tallo recto, que se cultiva como planta oleaginosa y forrajera en todo el mundo, aunque originariamente es de Estados Unidos. La parte inferior del tallo se cubre de grandes hojas y posteriormente se forma en su extremo una cabezuela compuesta de lígulas amarillas y de flores tubulares de color marrón.

La flor del girasol ya era venerada por los peruanos y la cuidaban como a un dios, hasta el punto que decoraban sus templos con girasoles elaborados con oro puro.

Si queremos cultivarlas necesitaremos un poco de terreno o unas macetas grandes y las sembraremos en el mes de abril. Se mantienen con un buen abono hasta que tengan una altura de 8 cm Se plantan en un lugar soleado, cálido y cuando crezca hay que ponerles tutores. Cuando las semillas están maduras hay que quitarle la cabeza y obtener las pipas frotando suavemente con la mano. De cada planta podremos obtener medio kilo de semillas.

Composición:
Las semillas contienen básicamente aceite rico en ácidos grasos insaturados (linoleico y oleico) y saturados (un 4%), como el palmítico y aráquico.
Contiene abundancia de proteínas, hierro, fósforo, calcio, potasio, magnesio y zinc, así como vitamina E, F, D y algunas del grupo B. Contiene fibra y pectina.

Propiedades:

Es un complemento alimenticio que tiene una acción favorable en el colesterol, la esclerosis y la arteriosclerosis, así como para favorecer el crecimiento infantil. Su aceite se emplea abundantemente también en cosmética y en farmacia para hacer emplastes y ungüentos.

Se puede elaborar un jabón que se utilizará para dar masajes en las articulaciones afectadas por el reuma.

Se emplea en la esclerosis múltiple, las encías sangrantes, el asma y para mantener una piel sana. Podemos utilizarla en las fiebres intermitentes, la tosferina, la anemia, la artritis reumatoide y para mejorar la visión nocturna.

Su consumo prolongado puede ocasionar contracciones musculares en la zona lumbar, dando lugar a pinzamientos vertebrales.

PISTACHOS

Contiene cobre, calcio, potasio, fósforo, magnesio, vitamina A, B1, B2 y niacina, además de gran contenido en arginina, un aminoácido esencial.

Es el fruto seco que más proteínas contiene después de las almendras.

El pistacho posee un alto contenido de grasas insaturadas, sobre todo de tipo monoinsaturadas, rivalizando con el aceite de oliva en su contenido de ácido oleico, el cual ayuda a reducir el nivel de colesterol y triglicéridos, así como la tensión arterial.

SÉSAMO

Las semillas son ovoides, de unos 3,5 cm de longitud y 1 mm de grosor. De color amarillo pardo, contienen un periespermo delgado que alberga un endospermo estrecho y un embrión.

Hay que plantarlas en un suelo ligero, arenoso y algo húmedo. Llega a alcanzar 90 cm y tiene un tallo brillante, hojas variadas y flores rosas que florecen entre julio y septiembre. Las semillas se forman en las vainas que al madurar se rompen y hay que recogerlas antes de que caigan al suelo.

Composición:
Esencialmente su composición es grasa a base de ácidos linoleico, oleico, palmítico y esteárico. También contiene fitosterina, sesamina, lecitina y fosfatos. Casi el 85% de estas grasas que contiene lo son como ácidos grasos esenciales, insaturadas. Hay vitaminas del grupo B, E y C, así como magnesio, calcio y fósforo.

Propiedades:
Se usa abundantemente para el tratamiento corrector del estreñimiento y en este sentido hay que decir que es mucho más adecuado que el tomar salvado. No provoca aceleración del peristaltismo intestinal, por tanto, no hay pérdida de nutrientes, y contribuye a evitar que las heces se endurezcan y puedan deslizarse eficazmente por el colon.
También posee propiedades para favorecer la memoria y las facultades intelectuales a causa de su riqueza en fosfolípidos; es tónico y energético y controla las fiebres altas.
Reduce los niveles altos de colesterol y mejora la arteriosclerosis.

CAPÍTULO 6

Los ácidos grasos esenciales

Omega 3

Una vez conocidos los principales ácidos grasos esenciales, es necesario agruparlos bajo denominaciones más sencillas, tal y como ahora vamos a estudiar. De entre ellos destacan los Omega 3, pues aunque llevan siendo utilizados bajo diferentes nombres por los expertos en medicina natural, es ahora cuando ya son conocidos por el gran público. Estas grasas ayudan a prevenir una amplia gama de enfermedades, incluyendo enfermedades cardiovasculares, depresión, asma, y artritis reumatoide.

Al contrario que las grasas saturadas encontradas en la mantequilla y la manteca de cerdo, los ácidos grasos Omega 3 son poliinsaturados, lo que indica que son líquidas a temperatura ambiente, e incluso refrigeradas o congeladas. Las grasas monosaturadas (a las que más tarde denominaremos como Omega 9), encontradas en aceite de oliva, son líquidas a temperatura ambiente, pero se endurecen cuando están refrigeradas.

Los ácidos grasos Omega 3 más importantes, desde el punto de vista alimenticio, son el alfa-linolénico, el ácido eicosapentaenoico (EPA) y el ácido docosahexaenoico (DHA), estos dos últimos presentes en los pescados azules. Otro ácido graso igualmente considerado como esencial es un ácido linoleico, al que ahora preferimos definir como Omega 6, que veremos más adelante. Estos ácidos grasos se han clasificado tradicionalmente como "esenciales" porque el cuerpo no puede fabricarlos con sus propios medios y porque desempeñan un papel fundamental en varias funciones fisiológicas. Consecuentemente, debemos estar seguros que nuestra dieta contiene suficientes cantidades de ácido alfa-linolénico y de ácido linoleico.

Las fuentes dietéticas del ácido alfa-linolénico incluyen las nueces, los cañamones, la soja y algunas verduras de hojas color verde oscuro. El ácido linoleico, por su parte, se encuentra en altas concentraciones en el aceite de maíz y de girasol. La mayoría de la gente consume una cantidad mucho más alta de ácido linoleico que de ácido alfa-linolénico, lo que tiene consecuencias importantes para la salud. La razón es que el cuerpo convierte el ácido alfa-linolénico en dos grasas Omega, el ácido eicosapentaenoico (EPA) y el ácido docosahexanoico (DHA), la primera que desempeña un papel en la prevención de las enfermedades cardiovasculares, mientras que el DHA es necesario para el desarrollo apropiado del cerebro y de los nervios.

Puesto que las membranas celulares se componen de grasa, su integridad y fluidez está determinada en gran parte por el tipo de grasa que comemos, pues no todas son saludables. Las grasas saturadas o hidrogenadas producen membranas celulares muy rígidas y poco porosas, lo que altera la salud en general. Sin embargo, las dietas ricas en Omega 3 producen membranas con un alto grado de fluidez y porosidad, permitiendo así el intercambio de nutrientes y oxígeno. Además, las pruebas de laboratorio sugieren que cuando los ácidos grasos Omega 3 se incorporan en las membranas celulares ejercen una ayuda contra el cáncer, al reparar el ADN dañado. Ciertos estudios publicados aseguran haberse demostrado que realmente protegen contra el cáncer mama y pueden revertir un proceso maligno recientemente iniciado. Aunque todos los ácidos grasos dietéticos se incorporan en las membranas celulares, determinando así cómo una célula responde y crece, los ácidos grasos omega 3 afectan el crecimiento de las células activando una enzima llamada sphingomyelinase, que genera la producción de ceramida, un compuesto que induce la expresión del gen humano p21 supresor del tumor, causando en última instancia la muerte de las células cancerosas.

En experiencias con animales alimentados con dietas ricas en aceite de maíz y aceites de pescado (conteniendo por tanto omega 3 y omega 6), se comprobó que al cabo de tres semanas de tratamiento el volumen y peso del tumor eran significativamente más bajos en ratones que ingirieron mayor cantidad de omega 3.

EPA y DHA

En el cuerpo, el ácido alfa linolénico se convierte en EPA (ácido eicosapentanoico), que normalmente se encuentra en los aceites marinos, y en DHA (ácido docosahexanoico) que también se encuentra en los aceites de pescado marino. Existen muchos factores que afectan a la tasa de conversión y uno de ellos parece ser una ingesta abundante de ácido linoleico, típica de las dietas vegetarianas, que puede reducir la capacidad del cuerpo para convertir el ácido alfa linolénico en DHA. Para obtener un mejor equilibrio de los AGP en los tejidos del cuerpo, los vegetarianos pueden consumir menos aceite de girasol, cártamo y maíz, y más aceites que contengan ácido alfa linolénico, por ejemplo, el aceite de colza o los aceites de soja y nueces. De esta manera, los tejidos producirían más DHA. Se les reconoce como ácido Omega 3.

Producción de prostaglandinas

Los ácidos grasos Omega 3 también desempeñan un papel importante en la producción de unas hormonas llamadas prostaglandinas. Estos compuestos ayudan a regular muchas funciones fisiológicas importantes incluyendo la presión arterial, coagulación de la sangre, transmisión del impulso nervioso, respuesta adecuada a las inflamaciones y alergias, regulación de la función renal y del aparato gastrointestinal, y la producción de otras hormonas.

Esencialmente, y aunque todas las prostaglandinas realizan funciones fisiológicas importantes, dependiendo del tipo de grasa en la dieta, ciertos tipos de prostaglandinas se pueden producir en cantidades grandes, mientras que otros apenas se segregan. Esto puede ocasionar un desequilibrio que ocasionaría una enfermedad. Por ejemplo, el efecto de EPA y de DHA como precursores directos de las prostaglandinas "beneficiosas", reduce la agregabilidad plaquetaria (responsable de las trombosis), reduce los procesos inflamatorios y mejora el flujo sanguíneo. El papel de EPA y de DHA en la prevención de las enfermedades cardiovasculares se puede explicar en parte grande por la capacidad de estas grasas de aumentar la producción de prostaglandinas favorables. Los ácidos grasos Omega 6 sirven como precursores para las series 1 y 2 de las prostaglandinas. Si tenemos en cuenta que a la serie 2 se la considera como "mala" al ser la responsable de la respuesta inflamatoria y la agregabilidad plaquetaria, veremos la importancia de equilibrar la dieta entre Omega 3 y Omega 6.

Propiedades antiinflamatorias

Un producto lípido recientemente identificado dentro del grupo de EPA, llamado resolvins, ayuda a explicar la acción antiinflamatorios en nuestras articulaciones y la mejora en el flujo sanguíneo.

Resolvins trabaja inhibiendo la producción celular y su migración, así como disminuyendo las reacciones químicas que ocasionan la inflamación. A semejanza de las drogas antiinflamatorias, tales como el ibuprofeno, los resolvins que producen el EPA no tienen efectos secundarios negativos en nuestro aparato digestivo o sistema cardiovascular.

Síntomas de la deficiencia

Un 99% de los ciudadanos de los Estados Unidos no consumen bastante Omega 3. Sin embargo, los síntomas de esta deficiencia son muy vagos, y se pueden atribuir a menudo a otras alteraciones de la salud o deficiencias nutricionales. Por lo tanto, pocas personas (o sus médicos) se preocupan por no consumir suficiente Omega 3.

Los síntomas de la deficiencia de ácidos grasos Omega 3 incluyen fatiga, piel seca o arrugas, pelo y uñas frágiles, estreñimiento, cólicos frecuentes, depresión, concentración mental pobre, carencia de resistencia física, y/o dolor común.

Posibles efectos secundarios

El nivel de tolerancia es muy alto para su consumo como suplemento dietético, demostrándose solamente una disminución de la coagulación en personas predispuestas, especialmente en aquellas que no consumen suficiente vitamina K. Este efecto debe tenerse en cuenta cuando la persona necesita heparina.

Factores que limitan su absorción

La carencia de vitaminas B6, B3 y C, así como de magnesio o zinc, puede dificultar la absorción y biodisponibilidad de los ácidos grasos Omega 3 presentes en la dieta. Además, limita su aprovechamiento la presencia simultánea de grasas saturadas.

Interacciones con medicamentos

Pueden aumentar la eficacia de la heparina, por lo que quizá sea conveniente ajustar la dosis. Hay también potenciación con algunos medicamentos para reducir la tensión arterial, así como con la cyclosporina, una droga inmunosupresiva usada para prevenir el rechazamiento de órganos trasplantados.

Una alta ingestión de Omega 3 puede disminuir la presión arterial.

Interacciones con otros nutrientes

La vitamina E protege a los ácidos grasos Omega 3 contra la oxidación, evitando así la producción de radicales libres.

Efectos de especial interés de los Omega 3 en la salud

Acido Alfa-linolénico (AAL)

El AAL cuenta con tres efectos biológicos principales, los cuales en conjunto contribuyen a sus efectos benéficos para la salud.

1. El AAL es precursor del EPA y el DHA que vimos antes. Su efecto en la formación de coágulos de sangre puede diferir del efecto ocasionado por el EPA y el DHA, y su presencia en el calostro y la leche de pecho sugiere que el AAL juega un papel en el crecimiento y desarrollo de los infantes. Asimismo, el AAL juega un papel importante en la conservación de la salud de la piel y pelo de los mamíferos.

2. Las dietas ricas en AAL incrementan el contenido de AAL, EPA y ácidos grasos totales omega 3 de los fosfolípidos en las células de las membranas. Por ejemplo, el nivel en la sangre de AAL se incrementó 12%, el EPA se incrementó 11% y el ADP (ácido docosapentanoico) se incrementó 5% cuando 80 individuos consumieron alimentos enriquecidos con linaza molida y aceite de linaza durante cuatro semanas. Al incrementarse el contenido de ácido graso omega 3 de los fosfolípidos de las membranas, se incrementa la flexibilidad de las membranas y se altera el modo en que éstas se comportan de forma benéfica.

3. El AAL disminuye las reacciones inflamatorias a través del bloqueo de la formación de compuestos que promueven la inflamación. La inflamación es una característica de muchas enfermedades crónicas, incluyendo la arteriosclerosis o "endurecimiento de las arterias", la cual es la condición principal que contribuye a los ataques del corazón y las embolias.

4. El AAL tiene una buena acción antiinflamatoria al afectar a los eicosanoides, sustancias que se liberan en las lesiones e inflamaciones para reparar los tejidos dañados. La presencia

extra de Omega 3 disminuye el proceso inflamatorio y reduce los daños a los tejidos.

Ácido eicosapentanoico (EPA)

El EPA es el precursor de ciertos eicosanoides que tienden a no propiciar la inflamación debido a que son menos biológicamente activos que aquellos que se derivan del ácido araquidónico. El EPA y no el DHA es el responsable del efecto reductor de triglicéridos del aceite de pescado.

Ácido docosahexanoico (DHA)

En los fetos y los infantes, el DHA es necesario para el desarrollo y madurez de los ojos, en donde constituyen 50% de los ácidos grasos en la retina, y del sistema nervioso, donde representan cerca del 25% del total de ácidos grasos en la materia gris del cerebro. La materia gris del cerebro y las células de la retina tienen los niveles más altos de concentración de DHA de cualquier tejido del cuerpo. La necesidad de DHA es más alta durante la última parte del embarazo y los primeros meses de la infancia. El EPA no parece jugar un papel especial dentro de estos procesos, más que el de servir como precursor del DHA.

Efectos sobre la depresión

Los ácidos omega 3 acentúan la capacidad de transmisión de señales en el sistema nervioso central, contribuyendo a combatir estados depresivos. Un equipo de la Harvard Medical School ha dado a conocer un estudio según el cual la administración de ácidos grasos omega 3 combinados con otro compuesto, la uridina, potenciarían sus efectos potencialmente beneficiosos. Ambos compuestos administrados de forma independiente, explican los investigadores, tienen efectos antidepresivos en los modelos animales con los que han sido probados. Con su combinación, afirman, se obtienen incluso mejores resultados.

Se sabe que la uridina, al igual que la citidina, estimula la síntesis de fosfolípidos, los cuales están presentes en todas las células del organismo y en sus membranas. Anteriormente se habían demostrado los efectos antidepresivos de la citidina, así que los investigadores se preguntaban si se podían esperar los mismos resultados con la administración de uridina.

Efectos en el ejercicio físico
Ciertas pruebas efectuadas en laboratorio en el «test de natación forzosa», poniendo a nadar roedores en agua muy fría, demostró que los animales permanecían más tiempo nadando e incluso aprendían a permanecer flotando, lo que se explica por un mejor estado de ánimo.

Efectos sobre la inteligencia
En la revista Medecine Sciences, se explica que en experimentos desarrollados sobre células cerebrales (neuronas, astrocitos y oligodendrocitas) y sobre animales, que las dietas deficitarias en omega 3 tienen consecuencias en la estructura y en el funcionamiento del cerebro, así como en el aprendizaje y en el comportamiento. Es normal, pues, considerar que podrían estar implicados en alteraciones psiquiátricas y en el declive cognitivo del envejecimiento.

También parecen jugar un papel en la prevención del estrés, la demencia o la enfermedad de Alzheimer. Incluso se han sugerido sus beneficios en la dislexia, el autismo y la esquizofrenia, aunque de ahí no se infiere necesariamente que se trate de problemas nutricionales. Lo que, si parece estar claro, sin embargo, es que los omega 3 juegan un papel relevante en el cerebro, pero que no son los únicos. Otros nutrientes, como la vitamina B o la vitamina E juegan también papeles determinantes. Una dieta equilibrada debería aportar todos esos compuestos.

Efectos sobre los niveles de triglicéridos
Existe evidencia científica sólida obtenida de ensayos en humanos respecto a que los ácidos grasos omega 3 obtenidos del pescado o suplementos de aceite de pescado (EPA + DHA)

reducen de forma significativa los niveles de triglicéridos en sangre. Al parecer, los beneficios dependen de las dosis. Los suplementos de aceite de pescado también parecen causar pequeñas mejoras en la lipoproteína de alta densidad ("colesterol bueno"). Sin embargo, en ocasiones también se observan aumentos (empeoramiento) en los niveles de lipoproteínas de baja densidad (LDL/"colesterol malo"). No es claro si el ácido alfa-linolénico afecta de forma significativa los niveles de triglicéridos, y la evidencia es conflictiva en esta área. La American Heart Association ha publicado recomendaciones para el EPA + DHA. Existe una evidencia cada vez mayor de que reducir la proteína C reactiva tiene beneficios cardiovasculares favorables.

Prevención de enfermedades cardiovasculares
Varios ensayos aleatorios controlados bien realizados concluyeron que, en las personas con historia de ataques al corazón, el consumo habitual de pescado azul o suplementos de aceite de pescado/omega 3 reduce el riesgo de angina de pecho, infarto de miocardio o muerte repentina. La mayoría de los pacientes en estos estudios también tomaban drogas convencionales para el corazón, lo que sugiere que los beneficios de los aceites de pescado pueden sumarse a los efectos de otras terapias.

No está claro si los beneficios ocurren únicamente en ciertos grupos de personas, como aquellos con riesgo de desarrollar cardiopatías. En general, la evidencia indica beneficios por el consumo habitual de aceite de pescado. No obstante, es necesario contar con ensayos aleatorios controlados bien diseñados que clasifiquen a las personas por el riesgo que tengan de desarrollar cardiopatías, antes de poder llegar a una conclusión firme.

Hipertensión
Varios ensayos en humanos informan pequeñas reducciones en la presión sanguínea con la ingestión de ácidos grasos omega 3.

No obstante, se podrían necesitar ingestiones altas de ácidos grasos omega 3 al día para obtener efectos de importancia clínica, y en este nivel de dosificación, se aumenta el riesgo de hemorragia. Por tanto, se debe consultar con un experto antes de iniciar el tratamiento con suplementos.

Artritis reumatoide
Varios ensayos aleatorios controlados informan mejorías en la rigidez matutina y el dolor de las articulaciones con la ingestión habitual de suplementos de aceite de pescado durante tres meses Se ha demostrado beneficios como complemento de los medicamentos antiinflamatorios como el ibuprofeno o aspirina. No obstante, debido a la deficiencia en el diseño del estudio y los informes, se necesitan investigaciones adicionales antes de hacer una recomendación favorable sólida. No se han evaluado los efectos más allá de los tres meses de tratamiento.

Protección de la toxicidad de la ciclosporina
Existen numerosos estudios de pacientes con transplante de corazón y transplante de riñón que toman ciclosporina, a quienes se les administraron suplementos de aceite de pescado. La mayoría de los ensayos demostraron mejorías en la función renal, y menos hipertensión comparado con pacientes que no consumían aceite de pescado. Aunque varios estudios recientes no encontraron ningún beneficio en la función renal, el peso de la evidencia científica favorece los efectos benéficos del aceite de pescado.

Prevención de apoplejías
Varios estudios han examinado los efectos de la ingestión de ácidos grasos omega 3 en el riesgo de apoplejía. Algunos estudios indican beneficios, mientras que otros no lo hacen.

Los efectos son probables en el riesgo de apoplejía isquémica o trombótica, y las grandes dosis de ácidos grasos de omega 3 (similares a las que ingieren los esquimales) pueden en realidad aumentar el riesgo de apoplejía hemorrágica (sangrado). En este momento, no está claro si hay beneficios para las personas con o sin antecedentes de apoplejía, o si los efectos del aceite de pescado son comparables con otras estrategias de tratamiento.

Aterosclerosis
Algunas investigaciones insisten en que la ingestión habitual de pescado azul o suplementos de aceite de pescado reduce el riesgo de desarrollar placas arteroscleróticas en las arterias del corazón, mientras que otras investigaciones no encontraron este efecto.

Angina de pecho
Los estudios preliminares informaron de reducciones en la angina asociadas con la ingestión de aceite de pescado.

Arritmias cardiacas (ritmos anormales del corazón)
Hay evidencias de que los ácidos grasos omega 3 pueden disminuir el riesgo de arritmias cardiacas.

Éste es un mecanismo propuesto a raíz de la reducción en el número de ataques al corazón de personas que ingieren aceite de pescado o EPA + DHA de forma habitual.

Prevención del cáncer
Varios estudios dicen que los ácidos grasos omega 3 o el aceite de pescado en la dieta pueden reducir el riesgo de desarrollar cáncer de seno, colon o próstata.

Cáncer de colon
Los pacientes de cáncer ingieren comúnmente ácidos grasos omega 3. Aunque los estudios preliminares indican que el crecimiento de las células del cáncer de colon puede reducirse con la ingestión de aceite de pescado, no se han medido correctamente los efectos en la supervivencia o reducción.

Colitis ulcerosa

Se ha sugerido que los efectos de los ácidos grasos omega 3 pueden ser de beneficio para los pacientes con colitis ulcerosa al agregarse a una terapia estándar.

Eczema

Varios estudios de relativos al eczema no ofrecen suficiente evidencia confiable para llegar a una conclusión firme.

Asma

Aunque algunos estudios no encontraron efectos, otros sí vieron beneficios. Debido a que la mayoría de los estudios fueron pequeños y sin descripciones claras de diseño o resultados, no se pueden considerar conclusivos.

Esquizofrenia

Existe evidencia preliminar prometedora recogida de varios ensayos aleatorios controlados en esta área.

Dismenorrea

Existe evidencia preliminar que indica posibles beneficios del aceite de pescado/ ácidos grasos omega 3 y 6 en pacientes con dismenorrea.

Diabetes

La evidencia científica disponible sugiere que hay efectos significativos a largo plazo con el aceite de pescado en pacientes con diabetes y obesidad simultánea.

Hipercolesterolemia

A pesar de que el aceite de pescado tiene la capacidad de reducir los triglicéridos, no se han demostrado efectos benéficos en los niveles de colesterol en la sangre. Los suplementos de aceite de pescado parecen producir pequeñas mejorías en la lipoproteína de alta densidad.

Otros usos

Degeneración macular relacionada con la edad, comportamiento agresivo, agorafobia, SIDA, Alzheimer, síndrome de déficit de atención con hiperactividad (DHAD), toxicidad cardiaca inducida por antraciclina, nefritis autoinmunológica, infecciones bacteriales, trastorno bipolar, mejoría en la densidad ósea, trastorno de personalidad límite, quistes en el seno, sensibilidad en los senos, destrucción del cartílago, síndrome de fatiga crónica, enfermedad pulmonar obstructiva crónica, cirrosis, deficiencia cardiaca congestiva, enfermedad de Crohn, demencia senil, nefropatía diabética, neuropatía diabética, dislexia, fibromialgia, cálculos biliares, gingivitis, glaucoma, glomerulonefritis, gota, fiebre del heno, dolor de cabeza, hipoxia, ictiosis, inmunosupresión, cálculos renales, lepra, leucemia, malaria, infertilidad masculina, mejoría en la memoria, síntomas menopáusicos, calambres menstruales, esclerosis múltiple, miopatía, neuropatía, mejor visión nocturna, obesidad, osteoartritis, osteoporosis, otitis media, crisis de pánico, enfermedad vascular periférica, depresión posparto, síndrome de fatiga posviral, como suplemento nutritivo del embarazo, prevención de nacimiento prematuro, síndrome premenstrual, prevención del cáncer de próstata, síndrome de Raynaud, retinitis pigmentosa, trastorno convulsivo, lupus eritematoso sistémico, codo de tenista, colitis ulcerativa.

Interacciones con drogas

En teoría, los ácidos grasos omega 3 pueden aumentar el riesgo de sangrado al tomarse con drogas que aumentan el riesgo de sangrado. Algunos ejemplos incluyen la aspirina, anticoagulantes como la warfarina o la heparina, drogas anti-plaquetas como el clopidogrel y drogas antiinflamatorias no esteroideas como el ibuprofeno o naproxeno.

Con base en estudios en humanos, los ácidos grasos omega 3 podrían reducir la presión sanguínea y sumarse a los efectos de las drogas que también podrían afectar la presión sanguínea.

Los suplementos de aceite de pescado podrían reducir los niveles de azúcar en la sangre en una pequeña cantidad. Se recomienda precaución al usar medicamentos que también podrían reducir el azúcar en la sangre. Los pacientes que toman drogas para la diabetes por boca o insulina deben recibir supervisión cercana de parte de un especialista. Podría ser necesario ajustar los medicamentos.

Los ácidos grasos omega 3 reducen los niveles de triglicéridos, pero en ocasiones aumentan (empeoran) los niveles de lipoproteína de baja densidad (LDL/"colesterol malo") en una pequeña cantidad. Por lo tanto, los ácidos grasos omega 3 pueden sumarse a los efectos reductores de triglicéridos de los agentes como la niacina/ácido nicotínico, fibratos como el gemfibrozil, o resinas como la colestiramina. Sin embargo, los ácidos grasos omega 3 podrían actuar en contra de las propiedades reductoras de LDL que tienen las drogas "estatinas" como la atorvastatina y lovastatina.

Interacciones con hierbas y suplementos dietéticos

En teoría, los ácidos grasos omega 3 pueden aumentar el riesgo de sangrado al tomarse con hierbas y suplementos que se cree que aumentan el riesgo de sangrado. Se han detectado varios casos de sangrado con el uso de *Ginkgo biloba*, y menos casos con ajo. Muchos otros agentes podrían, en teoría, aumentar el riesgo de sangrado, a pesar de que no está comprobado en la mayoría de los casos.

Con base en estudios en humanos, los ácidos grasos omega 3 puede reducir la presión sanguínea, y en teoría se pueden sumar a los efectos de los agentes que pueden también afectar la presión sanguínea.

Los suplementos de aceite de pescado pueden reducir los niveles de azúcar en la sangre en una pequeña cantidad. Se recomienda precaución al usar hierbas o suplementos que también pueden reducir el azúcar en la sangre. Es posible que sea necesario supervisar los niveles de glucosa y ajustar las dosis.

Los ácidos grasos omega 3 pueden sumarse a los efectos reductores de triglicéridos de LDL como la cebada, ajo, soja o almendra dulce.

Aplicaciones resumidas
Los ácidos grasos Omega 3 pueden desempeñar un papel en la prevención y/o el tratamiento de las siguientes enfermedades:
Enfermedad de Alzheimer
Asma
Déficit de atención o hiperactividad
Desorden bipolar
Cáncer
Enfermedades cardiovasculares
Depresión
Diabetes
Eczema
Tensión arterial alta
Enfermedad de Huntington
Lupus
Dolores de cabeza
Esclerosis múltiple
Obesidad
Osteoartritis
Osteoporosis
Psoriasis
Artritis reumatoide

Contenido de omega 3 de pescados, moluscos y crustáceos
(por ración de 100 gramos)

Sardina del Pacífico, enlatada con salsa de tomate, escurrida, con espinas	1.4
Arenque del Atlántico, en vinagre	1.2
Caballa del Atlántico, cocida en seco	1.0

Trucha arco iris de piscifactoría, cocida en seco	1.0
Emperador, cocido en seco	0.7
Atún blanco, enlatado en agua, escurrido	0.7
Peces planos (platija y lenguado), cocidos en seco	0.4
Fletán del Atlántico y el Pacífico, cocido en seco	0.4
Bacalao del Atlántico, cocido en seco	0.1
Mejillón azul, cocido al vapor	0.7
Ostras naturales, cocidas en seco	0.5
Almejas, especies mezcladas, cocidas al vapor	0.2
Quisquillas, especies mezcladas, cocidas al vapor	0.3

Los alimentos más ricos en Omega 3

Semillas de lino
Clavos, especia
Nueces
Orégano seco
Salmón
Coliflor, hervida
Semillas de mostaza
Col
Lechuga
Brócoli
Coles de Bruselas
Calabaza de invierno
Queso de soja
Calabaza de verano

Halibut
Espinaca
Col rizada
Sojas
Camarón
Nabos
Bacalao
Fresas
Habas verdes
Atún, trucha salmonada

ACEITE DE SALMÓN

Por su importancia, el aceite de salmón requiere un estudio aparte, pues aporta varios ácidos grasos esenciales de sumo interés, como son un 18% de Ácido Eicosapentaenoico (EPA), 12% de Ácido Docsahexaenoico (DHA), y 3.6% de Ácido Docosapentaenoico (DPA). Aunque los hemos descrito anteriormente, esta sería una ampliación de los datos.

EPA
El Ácido Eicosapentaenoico (EPA) es el precursor de las prostaglandinas de la serie 3, substancias a semejanza de las hormonas que regulan y que protegen el cuerpo de efectos deletéreos tales como la agregabilidad plaquetaria, alta presión arterial, inflamaciones, retención de líquidos, y baja función autoinmune, efectos que están ocasionados por las prostaglandinas de la serie 2, presentes abundantemente en las grasas animales.
Está clínicamente demostrado que el consumo de EPA produce efectos como la disminución de los triglicéridos, del colesterol,

accidentes trombóticos e inflamaciones, procesos que en su conjunto disminuyen en forma sustancial el riesgo de las enfermedades cardiovasculares y de sus secuelas. La hipertrigliceridemia es actualmente considerada como un parámetro clínico de tanta o más relevancia que los niveles plasmáticos de colesterol como un factor de riesgo de las enfermedades cardiovasculares. El nivel de triglicéridos plasmáticos está principalmente determinado por la cantidad de VLDL circulante (un tipo de colesterol), particularmente en el período entre las comidas, ya que inmediatamente después del consumo de un alimento, son los quilomicrones los que determinan en forma mayoritaria y por un corto tiempo (algunos minutos solamente) el nivel de triglicéridos plasmáticos.

Las VLDL son secretadas en forma constante por el hígado y transportan hacia los tejidos periféricos, también denominados tejidos extrahepáticos (músculo y tejido adiposo, principalmente), el producto de la lipogénesis hepática. El EPA ejerce efectos controladores a dos niveles principales en la formación y liberación de lípidos por parte del hígado: inhibe la lipogénesis hepática a nivel del metabolismo graso, e inhibe el ensamblaje de las VLDL en el retículo endoplasmático. De esta forma, su efecto se traduce en una menor cantidad de VLDL liberadas a la circulación y en una menor cantidad de triglicéridos por partícula de VLDL. Como resultado, se producirá una menor conversión de VLDL en LDL (colesterol malo) y en una disminución significativa de los triglicéridos sanguíneos.

Cabe recordar que el colesterol es la única molécula que no se metaboliza (destruye), de esta forma, o se le reutiliza para que nuevamente cumpla sus funciones como tal (síntesis de hormonas y/o vitaminas), o se le excreta al lumen intestinal a través de la bilis. El colesterol que no retorna al hígado es potencialmente aterogénico, sumándose a la aterogenicidad del colesterol contenido en las LDL. Afortunadamente, las HDL "recogen" el colesterol y lo transportan hacia el hígado. Parte del colesterol transportado por la HDL es traspasado a las LDL,

mientras que en el hígado el colesterol es reutilizado y/o
excretado a través de la bilis.

DHA

El Ácido Docosahexaenoico (DHA) es importante para las
funciones normales del cerebro y los nervios, de la visión y la
audición, de la función suprarrenal, de la formación de la
esperma y de bajar los triglicéridos en la sangre y los niveles de
colesterol.

El DHA cumple una función fisiológica distinta que el EPA, ya
que su acción se focaliza particularmente en el desarrollo y en la
función del sistema nervioso y visual. El cerebro es un órgano
esencialmente lipídico ya que el 60% de su peso seco está
constituido por fosfolípidos, siendo respectivamente el AA y el
DHA los AGPICL omega 6 y omega 3 más importantes en la
composición de los fosfolípidos cerebrales.

Hay ciertas etapas en nuestro desarrollo donde el DHA es
nutricionalmente requerido en cantidades importantes. Esto
ocurre durante la formación del sistema nervioso,
particularmente del cerebro y del sistema visual, el que
anatómicamente deriva del sistema nervioso. El DHA se
acumula en los conos y bastoncitos de la retina. El cerebro se
forma en el humano principalmente durante el último trimestre
gestacional, esto es durante los últimos tres meses del embarazo.
En este período se produce una activa neurogénesis y migración
neuronal, y se inicia la mielinización y la sinaptogénesis,
continuando estos dos últimos procesos aún después el
nacimiento y hasta aproximadamente los tres años de edad.
Durante todo este período de la vida intrauterina fetal y
posteriormente el recién nacido y el lactante, requieren de un
aporte continuo de AA y de DHA, los que se incorporan a los
fosfolípidos que forman los diferentes segmentos del cerebro.
Ambos son aportados por la madre a través de sus reservas y
también a través del aporte en la dieta. Durante la etapa
gestacional estos ácidos grasos traspasan la placenta y se
acumulan en el cerebro en formación del feto. La capacidad de

este para formar estos ácidos grasos esenciales es casi nula, por lo cual es estrictamente dependiente del aporte materno. La leche de vaca es deficitaria en estos elementos.

Después del nacimiento ambos ácidos grasos son aportados por la leche materna y se ha observado que su carencia produce alteraciones en la capacidad de aprendizaje, de concentración, y eventualmente en el coeficiente intelectual del niño, alteraciones que se reflejarían más tarde en la vida adulta. Del mismo modo, también se ha observado que la falta de DHA afecta la agudeza visual, trastorno que también se haría más evidente en la edad adulta. De esta forma, existen antecedentes clínicos y epidemiológicos que indican que la mujer fértil debería recibir DHA, particularmente durante el embarazo y la lactancia, aunque muchos investigadores proponen que también debería existir un mejor aporte de DHA en las mujeres antes del embarazo. El embarazo, como estado fisiológico, agota las reservas de DHA de la madre, las que son transferidas al feto y al lactante, por lo cual los embarazos muy frecuentes o multíparos, aumentarían el requerimiento nutricional de DHA.

Se ha observado que en ciertas enfermedades neurológicas propias del adulto mayor, como es el caso de la enfermedad de Parkinson y de Alzheimer y de otras neuropatías, se produce una pérdida importante del contenido de DHA de las neuronas cerebrales, hecho que se asocia con los efectos devastadores de estas enfermedades. Como resultado de estas observaciones, la recomendación de un adecuado aporte de DHA también se extiende en la actualidad al adulto y particularmente al adulto mayor.

Estas evidencias han aumentado el consumo de pescados azules por ser benéficos para la salud. Los estudios recientes han encontrado una asociación entre el consumo de aceite de pescado y el reducido riesgo de enfermedades cardiovasculares, así como también ayuda a mejorar otras alteraciones de la salud, tales como artritis, psoriasis y reumatismo.

Las cápsulas de Aceite de Salmón suministran las concentraciones adecuadas de ácido eicosapentaenoico (EPA) y docasahexaenoico (DHA).

VERDOLAGA
Portulaca oleracea

Perteneciente a las Portulacáceas, se trata de una planta rastrera, jugosa y carnosa, con hojas rojizas estrechas y flores de color rojo o amarillo. Se encuentra silvestre en parques y jardines de terrenos áridos y secos. Su importancia en la alimentación radica en su alto contenido en vitamina C y ácido Omega 3, nutrientes que no es frecuente encontrarlos unidos en los alimentos vegetales, al menos en cantidades tan altas. Si, además, se trata de una planta de crecimiento espontáneo y abundante, que no necesita cuidados y que es capaz de adaptarse sin problemas a climas poco húmedos, nos daremos cuenta de su gran valor, desconocido hasta ahora, pues solamente se emplea para la alimentación de los conejos.

Se emplean en alimentación humana las hojas y los tallos como exquisita ensalada cruda recolectados al final del verano, aunque también son de sumo interés sus semillas. Al tratarse de una hierba rastrera, de crecimiento fácil y endémico, no se le ha considerado como de interés culinario, pero debería ocupar un lugar de privilegio en nuestra alimentación. No necesitando cocción alguna.

Composición
Mucílagos, sales, saponina, ácidos Omega 3, proteínas y vitaminas C y E.

Usos medicinales
Vitamínica, depurativa y refrescante. Tiene efectos favorables para disolver los cálculos renales, es desinfectante de las vías urinarias y aumenta discretamente la diuresis. Favorece la

coagulación de la sangre y tiene una discreta acción anafrodisíaca.

La presencia en sus semillas de grandes cantidades de Omega 3, le han convertido en una verdura a considerar.

Otros usos

De gusto exquisito como ensalada, la verdolaga, sin embargo, apenas es considerada por la gente y es pisoteada y arrancada allí donde crece al ser mencionada como "mala hierba". Se puede preparar cruda, cocida o frita, conservando siempre su suave sabor, e incluso con ella se puede preparar un sabroso zumo. Exquisito alimento para los conejos.

CAPÍTULO 6

Omega 6

Se trata de ácidos grasos poliinsaturados que se encuentran preferentemente en los aceites de maíz y pepita de uva. Internamente, su consumo baja el nivel del colesterol total y del colesterol LDL (colesterol malo), pero también baja el nivel de colesterol HDL (colesterol bueno), por lo que necesita estar ajustado en relación al Omega 3 que debería ser de 5:1 a 10:1. Como el 10% de las calorías provenientes de estas grasas corresponde aproximadamente a 22 gramos de grasa poliinsaturada en una dieta de 2000 kcal, entonces, 18 a 20 gramos debieran provenir de aceites vegetales ricos en Omega 6 como el de maíz y al menos 2 a 3 gramos de la grasa ingerida al día debieran provenir de Omega 3, preferentemente de origen marino o bien de aceites vegetales como la soja.

Nuestra dieta actual, sin embargo, posee un exceso de Omega 6 y un déficit de los Omega 3, ya que los Omega 6 están también presentes en las mayonesas, productos elaborados, y la mayoría de los aceites.

El ácido linoleico (18: 2), el ácido graso más corto de la cadena Omega 6, es un ácido graso esencial. El ácido Araquidónico (20: 4) es un ácido graso fisiológico significativo n-6 y es el precursor de las prostaglandinas y otras moléculas fisiológico activas. Cuando los niveles entre Omega 6 y 3 están descompensados, aumenta la probabilidad de padecer ciertas enfermedades relacionadas con el metabolismo de las grasas.

A continuación, describimos los más importantes:

Ácido linoleico

El ácido linoleico (LA) es un ácido graso no saturado omega 6, casi incoloro, que se le reconoce como 18:2 (n-6). Químicamente, es un ácido carboxílico con una cadena de 18 carbones y dos enlaces dobles cis; el primer enlace doble está situado en el sexto carbón del extremo de Omega.

La palabra *linoleico* viene de la palabra griega *linon* (lino). Al tratarse de un ácido graso poliinsaturado es usado en la biosíntesis de las prostaglandinas, un conjunto de sustancias que pertenecen a los ácidos grasos de 20 carbonos (eicosanoides), que contienen un anillo ciclopentano y constituyen una familia de mediadores celulares, con efectos diversos y, a menudo, contrapuestos. El nombre de prostaglandina proviene de la glándula prostática, pues cuando fueron aisladas por primera vez en el líquido seminal en 1936, se creyó que formaba parte de las secreciones de la próstata. En 1971, se descubrió que el ácido acetilsalicílico y sus derivados pueden inhibir la síntesis de prostaglandinas. Sus funciones son similares a las hormonas, siendo destruidas en los pulmones. Las acciones son múltiples y algunas tienen utilidad práctica, como la PGE1, que se utiliza en clínica para cardiopatías congénitas y para el tratamiento o prevención de la úlcera gastroduodenal. La PGE2 (dinoprostona) se emplea como oxitóxica en la inducción del parto, la expulsión del feto muerto y el tratamiento del aborto espontáneo. También tienen efecto sobre la resistencia vascular cortical renal, produciendo un aumento del flujo sanguíneo cortical renal con el consiguiente aumento del volumen intracelular y disminución de la resistencia periférica. De esta manera, junto con la hormona DHA y con la aldosterona, regulan en forma hormonal la presión arterial. La medicina actual lo que intenta es regular la producción de las prostaglandinas, más que de inhibirlas, efecto que se puede lograr con el uso de Omega 6.

Ácido gamma linoleico

GLA es un ácido graso Omega 6, precursor de las prostaglandinas PGH1, formando alternativamente la forma PGE1 y el thromboxane TXA1. La PGE1 tiene un papel en la regulación de la función del sistema inmune, inhibiendo también la formación de los elementos que ocasionan las inflamaciones. Fue descubierto por David Horrobin, quien desarrolló una importante industria a partir de ello, recomendándolo especialmente para el eccema crónico.

El aceite de semilla de los *biennis de Oenothera* (**Onagra**) es una de las fuentes más empleadas de GLA, prescribiéndose para enfermedades inflamatorias por carecer de algunos de los efectos secundarios comunes de otras drogas antiinflamatorias. También se emplea el aceite de Borraja y Verdolaga.

El GLA puede formar también una sal de litio, aumentando su solubilidad en agua. El compuesto que resulta es li-GLA, también llamado gammalinolenate de litio. El li-GLA está actualmente probándose para determinar su eficacia en el SIDA, puesto que tiene la capacidad de destruir las células T-VIH infectadas in vitro. No obstante, se está intentando minimizar sus efectos secundarios, como reducción de los niveles de hemoglobina, hematuria, trastornos gástricos, fatiga y dolor de cabeza.

Los síntomas de carencia incluyen cabello seco, alopecia, y pobre respuesta a la cicatrización y renovación de la piel. También posee acciones beneficiosas en la integridad de la vaina de mielina, en la producción de lágrima y saliva, así como en la regulación del ciclo menstrual y la redondez de la glándula mamaria, protegiéndola en la formación de quistes.

Ácido araquidónico

El ácido araquidónico (AA) es un ácido graso omega 6 similar al ácido araquídico saturado encontrado en el aceite de cacahuete.

Está presente en los fosfolípidos de las membranas celulares, y es abundante en el cerebro. Es un precursor en la producción de eicosanoides: prostaglandinas, thromboxanos, prostaciclina y los leukotrienes. También se utiliza en la biosíntesis del anadamide, un neurotransmisor cerebral. La producción de estos derivados, y su acción en el cuerpo, se conocen colectivamente como la *cascada del ácido araquidónico*.

Se trata de uno de los ácidos grasos esenciales requeridos por la mayoría de los mamíferos, algunos de los cuales carecen de la capacidad para convertir el ácido linoleico en el ácido araquidónico. Puesto que poco o nada de ácido araquidónico se encuentra en los vegetales, se recomienda una ingesta adecuada de carne, huevos o leche.

Ácido docosadienoico

Se trata de uno de los ácidos grasos esenciales más importantes en la maduración de las funciones cerebrales del bebé. Un menor aporte de este elemento o de DHA por parte de la madre significa una menor concentración de estos ácidos grasos en el cerebro y en la retina. Los estudios realizados por diferentes grupos muestran que existe una relación directa entre los niveles de estos ácidos grasos y la agudeza visual, así como de la respuesta inmunitaria. Del mismo modo, cuando los niveles son altos se encuentra una mayor capacidad en el aprendizaje y la concentración. Algunos investigadores han propuesto que el adecuado aporte de estos ácidos grasos durante el período perinatal puede tener repercusiones en la inteligencia y en la intelectualidad del individuo en su edad adulta, y también una menor morbilidad.

Empleo nutricional del *Ácido gamma linoleico* (GLA) Omega 6

Como tan sólo alrededor de entre un 5 a un 10 % del ácido linoleico tomado a diario en la dieta puede ser metabolizado hacia GLA, la tasa de formación endógena en un adulto de 60 kg que consuma en la dieta unos 5-20 g/día de LA, será del orden de 250-1000 mg/kg/día. Teniendo estos datos en cuenta, la administración suplementaria de GLA con fines nutricionales puede ser necesaria en los casos siguientes:

Alimentación infantil
La leche humana es bastante rica en ácidos grasos esenciales de ambas series (GLA, DGLA, AA, EPA y DHA), conteniendo entre 100 y 400 mg/litro de GLA+DGLA. Teniendo en cuenta que un bebé de 5 Kg consume alrededor de 1 litro de leche diario, la toma diaria de dichos metabolitos en un niño íntegramente amamantado ronda los 20-80 mg/Kg/día.
Dicha composición de la leche materna puede dirigirse a suplir la posiblemente escasa actividad de LA y ALA en los recién nacidos. La leche artificial, que ha de proveer al bebé de todos los nutrientes esenciales para el normal desarrollo, del cerebro, ojos y otros tejidos, debe contener cantidades análogas de ácidos grasos a los de la leche materna, particularmente EPA y GLA. La mayoría de las fórmulas infantiles comerciales carecen de dichos metabolitos, conteniendo tan sólo algunas LA y ALA, insuficientes para una adecuada nutrición infantil. Tan sólo en Japón viene empleándose comercialmente una fórmula que mezcla leche infantil con aceite de onagra (rico en GLA).

Alimentación de ancianos
Con la edad se produce una caída de los niveles plasmáticos de GLA y DGL, que puede compensarse administrando GLA directamente. Asimismo, el GLA parece estimular el metabolismo del ALA y la síntesis de metabolitos Omega 3, incrementando los niveles de EPA y DHA, estimulando igualmente la biosíntesis de prostaglandinas.

Aún están por determinar las cantidades que es necesario administrar a los ancianos, aunque se piensa en cifras de entre 125-500 mg por día.

Otros usos nutricionales

Aparte los indicados, existen situaciones en cualquier grupo de edad donde se requiere un aporte suplementario de GLA para cubrir las necesidades nutricionales de Omega 6. Estrés, dieta pobre o inadecuada y alcoholismo, son condiciones en las que se origina deficiencias en ácidos esenciales.

Usos terapéuticos del GLA

La idea del empleo terapéutico del ácido gamma linolénico ha ido creciendo en interés desde que se autorizaron los primeros productos naturales que contenían este ácido, debido a sus positivos efectos fisiológicos, a su baja toxicidad y a su carencia de efectos secundarios importantes en comparación con otros fármacos. Se suele emplear en:

Neuropatía diabética

Las lesiones a los nervios periféricos pueden afectar los nervios craneales o los de la columna vertebral y sus ramificaciones y es un tipo de neuropatía (lesión nerviosa) que tiende a desarrollarse por etapas. En un principio, hay un dolor y hormigueo intermitente en las extremidades, particularmente en los pies; mientras que en las etapas más avanzadas, el dolor es más intenso y constante. Finalmente, se desarrolla una neuropatía sin dolor cuando se pierde la sensación al dolor en el área, lo que incrementa en alto grado el riesgo de una lesión severa en los tejidos, dado que el dolor ya no alerta a la persona sobre dichas lesiones. Pueden quedar afectadas funciones vitales, incluyendo el músculo cardíaco y los músculos lisos. Estas neuropatías pueden causar hipotensión, diarrea, estreñimiento, impotencia sexual y otros síntomas.

Trastorno de Déficit de Atención por Hiperactividad (DHAD)

Se trata de una alteración de la conducta que lo padece, aproximadamente, 4 de cada 100 niños, siendo de 3 a 4 veces más frecuente en varones. Los estudios de seguimiento a largo plazo han demostrado que entre el 30%-/0% de los niños con TDAH continúa presentando sus síntomas durante la adolescencia. Más allá, el trastorno puede persistir en la edad adulta en más de la mitad de los adolescentes afectados. . Está caracterizado por distracción moderada a severa, períodos de atención breve, hiperactividad, inestabilidad emocional e impulsividad. Habitualmente, los síntomas empeoran en las situaciones que exigen una atención o un esfuerzo mental sostenidos o que carecen de atractivo o novedad intrínsecos (p. ej., escuchar al maestro en clase, hacer los deberes, escuchar o leer textos largos, o trabajar en tareas monótonas o repetitivas). Debemos advertir al lector, no obstante, que en la actualidad se diagnostican como afectados de DHAD a muchos niños que no padecen esta alteración, solamente para poderles medicar. Si es comprensible que un adulto no preste atención hacia materias académicas que no le interesan, los niños tienen el problema más agudizado, pues no comprenden que deban aprender algo que no les gusta y que posiblemente nunca lleguen a necesitar. Una alimentación más saludable ayudaría a solucionar en parte este problema.

Mastalgia cíclica

La Mastalgia es el dolor en el seno, clasificándose como cíclica por su asociación con el ciclo mensual, o sin relacionarse. El dolor sin coincidir con la ovulación puede venir del seno o de algún otro lado, como los músculos o las articulaciones cercanas y percibirse en el seno. El dolor puede variar desde una incomodidad pequeña hasta un dolor severo y ser discapacitante en algunos casos. Muchas mujeres con mastalgia se preocupan más de este síntoma por creer que se trata de cáncer que del dolor mismo.

Cálculos renales

No está aún aclarada la relación entre el déficit de ácidos esenciales y la formación de los cálculos renales.

Síndrome de Raynaud

El síndrome de Raynaud es un cuadro clínico caracterizado por ataques episódicos de vasoconstricción de las arterias y arteriolas de las extremidades como los dedos de la mano y pies, en ocasiones las orejas y la nariz, en respuesta al frío o a estímulos emocionales. Un ataque clásico consiste en la palidez de la porción distal de la extremidad, seguida de cianosis (coloración azul o lívida de la piel causada por oxigenación insuficiente) y de rubor (enrojecimiento inflamatorio), acompañada de parestesias (trastorno de la sensibilidad), generalmente como ardor.

Artritis reumatoide

La artritis reumatoide (AR) es una enfermedad sistémica autoinmune, caracterizada por provocar inflamación crónica de las articulaciones, que produce destrucción progresiva con distintos grados de deformidad e incapacidad funcional. En ocasiones, su comportamiento es extraarticular: puede causar daños en cartílagos, huesos, tendones y ligamentos de las articulaciones pudiendo afectar a diversos órganos y sistemas, como ojos, pulmones, corazón, piel o vasos. El comienzo de la enfermedad usualmente es insidioso en el transcurso de días o semanas, con fatiga, malestar general, artralgias y mialgias difusas e incluso puede haber fiebre de bajo grado antes de la aparición de la artritis franca. La rigidez matutina en manos es un dato frecuente y típico y suele durar alrededor de 1 hora.

Colitis ulcerosa

Enfermedad en la que el colon pierde la capacidad para protegerse, ocasionándose ulceración y perforación. Los síntomas incluyen fiebre, diarrea con sangre y/o pus, y dolor.

Pérdida de peso

Siempre que no se trate por anorexia o cáncer, los ácidos grasos Omega 6 pueden ayudar a recuperar el peso perdido. Esta circunstancia debe tenerse en cuenta cuando el efecto deseado sea lo contrario, la pérdida gradual del peso.

Enfermedad de Huntington

La enfermedad de Huntington es una enfermedad neurodegenerativa que afecta regiones específicas del cerebro llamadas ganglios basales (importantes núcleos cerebrales que están interconectados con la corteza cerebral, el tálamo y el tallo cerebral. En los mamíferos están asociados con varias funciones: control motor, pensamiento, emociones y aprendizaje). Se presenta normalmente entre los 30 y los 50 años de edad, aunque los síntomas se pueden desarrollar a cualquier edad. La enfermedad produce alteración cognoscitiva, psiquiátrica y motora, de progresión muy lenta, durante un periodo de 15 a 20 años. La enfermedad de Huntington es hereditaria, y cualquier niño en una familia en la cual uno de los progenitores esté afectado, tiene un 50% de probabilidad de heredar la mutación que causa la enfermedad.

Osteoporosis

El efecto es especialmente notorio cuando exista déficit simultáneo de vitamina D.

Eccema

Esta afección de la piel, caracterizada por eritema, vesículas y pápulas, se la denomina comúnmente como dermatitis, pudiéndose ser de tipo seborreico o atópico. Responde muy favorablemente al uso local y general de estos ácidos grasos.

Esclerosis múltiple

Se trata de una enfermedad desmielizante, neurodegenerativa, crónica y no contagiosa del sistema nervioso central. Puede presentar una serie de síntomas que aparecen en forma de brotes o que progresan lentamente a lo largo del tiempo. Se cree que en su progreso actúan mecanismos autoinmunes. A causa de sus efectos sobre el sistema central nervioso, puede tener como consecuencia una movilidad reducida e invalidez en los casos más severos.

También se le atribuyen como factores desencadenantes el clima, la dieta, el geomagnetismo, toxinas, vacunas, la luz solar, factores genéticos y enfermedades infecciosas, lo mismo que algún factor medioambiental en la infancia.

Síndrome de fatiga crónica

Es una afección de cansancio o agotamiento fuerte y prolongado, que no se alivia con el descanso y no está causado en forma directa por otras enfermedades. Se desconoce el tratamiento y las causas reales, aunque un tratamiento prolongado de ácidos grasos permite una atenuación de los síntomas.

Periodontitis

Enfermedad de bacteriana que afecta al periodonto, el tejido de sostén de los dientes, constituido por la encía, el hueso alveolar, el cemento radicular y el ligamento periodontal. Además de la placa bacteriana, existen otros factores locales y sistémicos que modifican la respuesta ante una invasión bacteriana, facilitando o por el contrario retardando el proceso infeccioso, por ejemplo tabaquismo, diabetes, déficit de neutrófilos, etc.

La enfermedad puede aparecer en edades tempranas, evolucionando de manera rápida, lo que provoca la pérdida de piezas dentales en personas jóvenes. Al principio puede manifestarse por una ligera inflamación gingival, con sangrado discreto de las encías al cepillarse los dientes y un cierto grado de tumefacción y enrojecimiento de las encías. La unión de ácidos grasos esenciales, coenzima Q10 y vitamina C mejora sensiblemente la enfermedad.

Asma
Alergias

Aunque la mejoría con ácidos grasos no es intensa, contribuye a remisiones parciales en tiempo e intensidad.

Bursitis

Es la inflamación de la bursa (también llamada bolsa sinovial), estructura en forma de bolsa que se sitúa entre huesos, tendones y músculos, facilitando el movimiento de dichas estructuras entre sí. El uso excesivo de una articulación, ya sea por esfuerzo, repetición o posición disfuncional, o una combinación de estos factores, puede significar una carga biomecánica que supera la capacidad de absorción de energía de la bursa, ocasionando daño estructural, seguido de inflamación y acumulación de líquido en la bursa.

Endometriosis

Es una afección en la cual el tejido, que normalmente recubre el útero (el endometrio), crece en otras áreas del cuerpo, causando dolor, sangrado irregular y posiblemente infertilidad.

Por lo general, el crecimiento del tejido ocurre en el área pélvica, fuera del útero, en los ovarios, el intestino, el recto, la vejiga y el delicado revestimiento de la pelvis; aunque los implantes también pueden presentarse en otras áreas del cuerpo.

Colon irritable

El colon irritable o síndrome de intestino irritable, es un trastorno sumamente frecuente que se caracteriza por dolor abdominal y alteraciones en la evacuación intestinal como síntomas principales.

Un 10 al 20 % de la población presenta síntomas propios de intestino irritable, pero en la mayoría, estos trastornos no generan malestar o preocupación suficientes como para requerir la consulta médica.

El colon irritable es dos veces más frecuente en las mujeres y representa el 18 % de las consultas al médico general o de familia y el 22 % de las consultas al gastroenterólogo.

Cáncer de próstata

Junto con el tratamiento natural convencional (Sabal serrulata, zinc, antioxidantes…), los ácidos grasos contribuyen a detener la evolución de la enfermedad y, en ocasiones, curarla.

Hiperplasia de próstata

Una gran parte de los varones mayores de 50 años suelen tener hipertrofia de próstata o agrandamiento, de índole benigno. Se mejora con ácidos grasos, polen, zinc y teniendo eyaculaciones cotidianas.

Enfermedad de Sjogren

Se trata de una enfermedad reumática autoinmune, lo que significa que el sistema inmunológico ataca sus propias células. Por ejemplo, el sistema inmunológico ataca las glándulas que producen secreciones y humedad causando sequedad en la boca y también en los ojos. Otras partes del cuerpo también pueden ser afectadas resultando en una variedad de síntomas posibles. Ojos, boca, vagina y piel pueden acusar una sequedad extrema, además de fatiga intensa.

Fuentes más utilizadas de Omega 6

ONAGRA
Oenothera biennis

Planta herbácea, vivaz, de hojas dentadas ovaladas de color verde. Genera flores solitarias o agrupadas en umbela con corola tubular amarilla difuminada en blanco y compuesta de cinco pétalos que en la parte superior son de color amarillo claro y alguna vez violáceo.
Se utilizan las semillas maduras por ser ricas en ácidos grasos esenciales.

Composición
Ácidos grasos:

Saturados (7-13%), palmítico (5-9%), esteárico (1-3%), araquídico (<1,5%) y behénico (<1,5%).
Monoinsaturados (omega-9) (7-15%), oleico (7-15%).
Poliinsaturados (74-86%), linoleico (70-80%) y gamma-linolénico (4-12%).
Otros componentes:
Tocoferoles (como alfa-tocoferol: vitamina E 10-30 mg/100mg) y otros esteroles (sobre todo beta-sitosterol 73-87%), glucósidos, oleína, minerales, vitaminas A y B, y proteínas.

Usos medicinales

Factor decisivo en el metabolismo de las prostaglandinas y en la formación de la piel. Tiene una importancia alta en la regulación de la síntesis de las prostaglandinas, así como en la alergia y las defensas orgánicas. Eficaz en la dismenorrea, esclerosis múltiple, envejecimiento cutáneo y artritis reumatoide. Se recomienda en el eccema atópico, la falta de lágrima o secreción vaginal, la neuropatía diabética, prevención de trombosis, y control del colesterol.

Otros usos

Se emplea en el tratamiento de la esquizofrenia y en niños hiperactivos. Hay que emplearla unida a la vitamina E por su facilidad para oxidarse. También se pueden utilizar las raíces, flores y hojas, pues estas dos últimas también contienen los preciados aceites esenciales. Poseen propiedades tónicas del sistema nervioso, son antiespasmódicas y calmantes.
Normaliza la piel, lo que es útil en casos de uñas quebradizas, problemas capilares y arrugas, ayudando a mantener la tersura y suavidad natural de una piel joven. Favorece la regeneración y el crecimiento celular, por lo que es usado por sus propiedades de antienvejecimiento de los tejidos epidérmicos, revitalizando las células envejecidas y dando mayor vitalidad y elasticidad a la piel.
Es eficaz para bajar el nivel de colesterol gracias al ácido gamma linolénico que contiene, pero esta acción debe

acompañarse de una disminución del consumo de las grasas saturadas. También permite una disminución de la agregabilidad plaquetaria a las paredes de los vasos sanguíneos y un efecto antiinflamatorio en ellos.

Se utiliza para alivio del síndrome menstrual doloroso, así como para la retención líquida consecuente.

En la menopausia regula los ciclos hormonales, disminuyendo los síntomas que de ello se derivan.

Resuelve las mastopatías fibroquísticas, eliminando los quistes benignos del pecho y la sensibilidad extrema al contacto.

Se puede aplicar directamente en la piel, debidamente mezclado con aceite de almendras dulces, incluso para el tratamiento en la prevención de estrías y poca solidez mamaria.

BORRAJA
Borago officinalis

De la familia de las Borragináceas, crece silvestre o cultivada y alcanza los 40 cm. Está recubierta de una pelusilla áspera, dura y blanquecina. Las hojas son igualmente ásperas y las flores de color azul y en ocasiones rojas.

Se emplean las flores y las hojas en medicina herbaria, aunque para la extracción de los aceites esenciales se utilizan exclusivamente las semillas.

Composición
Contiene en abundancia calcio, sílice, potasio, mucílagos, resinas y antocianos. La presencia de alcaloides pirrilizidínicos y su acción sobre las prostaglandinas le da un interés especial en medicina. También posee alantoína y nitrato potásico. Las semillas contienen ácidos grasos oleico, gamma linoleico, linolénico (GLA) y palmítico.

Usos medicinales
Es depurativa, emoliente, expectorante, diurética y rejuvenecedora. La presencia abundante de ácidos esenciales en

sus semillas hace que su uso haya aumentado sensiblemente en el mundo entero. Se emplean, por tanto, en dismenorreas, esclerosis múltiple, piel seca, trastornos menstruales, menopausia, reguladora hormonal, estimulante del metabolismo, para disminuir el colesterol y como estimulante de las defensas. También para los quistes benignos de mama y la artritis reumatoide. Las hojas son antiinflamatorias, balsámicas y tienen propiedades diuréticas y sudoríficas, pudiéndose emplear en afecciones gripales y catarrales. Se pueden comer como verdura cocida. Externamente las hojas se emplean para curar heridas y pieles irritadas por su contenido en alantoína.

Toxicidad
No tiene toxicidad, y su sinergia se da con las semillas de onagra o prímula. Por su efecto favorecedor en la producción de adrenalina, así como por su acción antigonadotropa, debe emplearse adecuadamente en afecciones dependientes de estas hormonas.

Indicaciones
Aceite de borraja: Prevención de trastornos cardiovasculares como hipertensión, infarto de miocardio, accidente vascular cerebral de tipo isquémico etc., siendo el ácido gamma linolénico el que, de entre todos los ácidos grasos esenciales, ejerce un control protector más acentuado.
Tratamiento del síndrome premenstrual.
También se utiliza como suplemento de ácido gamma linolénico en dermocosmética y en el mantenimiento del buen estado de la piel.
Existen estudios que avalan la eficacia de una dieta rica en ácidos grasos esenciales para el tratamiento del eccema atópico, así como para reducir las recaídas en los casos de esclerosis múltiple.

CAPÍTULO 7

Omega 9

Los ácidos grasos omega 9 son conocidos por su presencia abundante en el aceite de oliva, pero, aunque son importantes, no son esenciales ya que los seres humanos los pueden sintetizar insaturando un ácido graso saturado.
De esta forma, el ácido oleico, por ejemplo, al cual se le atribuyen propiedades nutricionales beneficiosas, no requiere estar presente en nuestra dieta, pero posee propiedades importantes para la salud.

Los ácidos grasos Omega 9 son, pues, una clase de los ácidos grasos no saturados que están presentes tanto en grasas animales, como vegetales.

Lista de los ácidos grasos omega-9

Nombre común	Nombre del lípido	Nombre químico
Ácido oleico	18:1 (n-9)	ácido octadecenoico 9
Ácido eicosenoico	20:1 (n-9)	ácido eicosenoico 11
Ácido mead	20:3 (n-9)	ácido eicosatrienoico 5.8.11
Ácido erúdico	22:1 (n-9)	ácido docosenoico 13
Ácido nervonico	24:1 (n-9)	ácido tetracosenoico 15

Dos son los más importantes comercialmente:

El *ácido oleico* (18:1), una grasa monosaturada componente esencial del aceite de oliva, el aguacate y el aceite de canola. Existe en la actualidad un aceite de girasol rico en ácido oleico, que procede de semillas especiales y cuya composición se asemeja a la del aceite de oliva. Las ventajas de este nuevo aceite es que resiste mejor las temperaturas que se generan al freír alimentos y se descompone más lentamente, pudiendo reutilizarse más veces, siempre y cuando se filtre adecuadamente.

El *ácido erúcico* (22:1) que se encuentra en la *rabina* (una planta de la familia de las coles que se emplea como pienso para el ganado), en la semilla del *wallflower* (parecida a nuestro Erísimo), y en la semilla de la mostaza. La rabina posee la mayor cantidad de *erúcico* y por ello es la mayor fuente de esta grasa empleada en la elaboración de pinturas, así como para la fabricación del aceite de sequía, una variedad que se endurece cuando se la expone al aire y que posee una alta concentración de grasas poliinsaturadas.

A semejanza de los ácidos grasos omega 3 y omega 6, los ácidos grasos omega 9 no se clasifican como ácidos grasos esenciales (EFA) pues se sintetizan en nuestro organismo, aunque en condiciones extremas de privación de grasas animales esto no es posible, circunstancia que se puede dar en los vegetarianos estrictos.

ACEITE DE OLIVA

El aceite de oliva es uno de los elementos básicos de la dieta mediterránea, referida a los alimentos que se cultivan de modo exhaustivo en los países bañados por el Mediterráneo, esencialmente Albania, España, Grecia, Italia, aunque por extensión se incluyen como usuarios a los habitantes de Egipto y Marruecos. Las especiales características de estos lugares, con abundante pero suave sol, gran humedad ambiental, inviernos templados y terrenos fértiles de fácil cultivo, han dado lugar a la utilización del término Dieta Mediterránea como un valor positivo en la alimentación. No obstante, detrás de esto hay ya demasiados intereses comerciales que nos hacen dudar de que realmente nos encontremos ante un lugar idílico para la salud. Un dato significativo es el relativo a incluir en la dieta mediterránea productos del cerdo (jamón serrano en particular), vinos y el propio aceite de oliva. Si las recomendaciones se limitaran a aquellos alimentos que se dan en abundancia en las huertas que lindan con el Mar mediterráneo, creeríamos en su veracidad, pero aún así, nos quedarían unas interrogantes: ¿Se incluyen como productos de la dieta mediterránea a los procedentes de provincias como Asturias, Galicia o Navarra, por ejemplo? ¿Excluimos a Francia de este grupo? ¿Por qué recomendar de forma exclusiva el aceite de oliva, cuando también se cultivan otras semillas oleaginosas de especial interés?

Indudablemente el zumo de las olivas nos proporciona una grasa saludable por su gran contenido en ácido oleico, y hay diversos estudios que avalan los beneficios que el consumo de este aceite tiene en la prevención de distintas enfermedades. Sin embargo, la denominación como "oro líquido" es solamente una frase publicitaria, no algo que responda realmente a una categoría superior en el mundo de los aceites.

El estudio de las propiedades del aceite de oliva, así como del cultivo del olivo, se denomina olivocultura, siendo una rama de la elaiotecnia, ciencia que estudia la fabricación y extracción aceites vegetales como el aceite de oliva o el aceite de girasol.

La provincia de Jaén en España se denomina como "Capital Mundial del Aceite de Oliva", por ser el lugar con la mayor concentración de olivos y producción oleícola del mundo. Una mención especial merece la ciudad de Martos, que con 22 millares de hectáreas labradas es capaz de ofrecer 1.174

unidades anuales de olivos, con una media de 48 millones de kilos de aceituna de producción anual.

La producción de aceite de oliva ha estado siempre concentrada en los países del perímetro mediterráneo: España, Portugal, Italia, Grecia, Turquía, Túnez y Marruecos, concentrándose en ellos el 90% de la producción mundial. España produce el 36%, seguido de Italia con el 25%.

Sin embargo, la producción se vende de modo preferente en Europa, cuyos habitantes consumen el 77% del total. España, por ejemplo, se queda con el 20% de esa cifra, mientras que Italia sube al 30%. Es también significativo que España produce más aceite del que es capaz de exportar, por lo que el consumo nacional es el más decisivo para absorber la producción española. Esto ha obligado a financiar numerosas campañas a favor del consumo del aceite de oliva, en ocasiones alegando virtudes exageradas.

Se pueden considerar tres grandes grupos de sustancias en la composición del aceite de oliva y dos adicionales:

Fracción saponificable: Comprende el 98-99 % en el total de su peso. Está formada por los triglicéridos, ácidos grasos libres y fosfolípidos. Esta fracción está formada por un 75,5 % de ácido oleico (C18:1), un 11,5 % de ácido palmítico (C16:0) y por un 7,5 % de ácido linoleico (C18:2), además de otros ácidos grasos en ínfimas cantidades.

Fracción insaponificable: Constituye el 1,5 % del total de su peso. Comprende los hidrocarburos, alcoholes, esteroles y tocoferoles.

Pigmentos clorofílicos y carotenoides: relacionados con el color del aceite.

Otros componentes menores: polifenoles, relacionados con el sabor del aceite.

Compuestos volátiles: responsables del aroma del aceite.

Propiedades organolépticas

El color de los aceites de oliva vírgenes puede variar del dorado al verde oscuro, dependiendo de la variedad de aceituna empleada. El sabor puede ser más o menos amargo, más o menos afrutado y más o menos dulce. El aceite de oliva (sin apellidos) al ser en su gran mayoría aceite de oliva refinado, no posee ninguna propiedad organoléptica comparable a cualquier aceite de oliva virgen o virgen extra. El poco sabor u olor que tiene un aceite de oliva (no virgen) procede de la pequeña cantidad de aceite de oliva virgen o virgen extra que lleva.

Según el tipo de aceituna predominante pueden variar las propiedades:

La picual o marteña, originaria de Jaén y que representa el 50% de la producción española y un 20% de la mundial, da un aceite de tonos verdes y con predominio de los sabores amargos.

La hojiblanca y picuda (típicas de los aceites de Córdoba y la campiña), dan generalmente aceites de tonos dorados y de sabor suave.

La arbequina (originariamente de Arbeca, Lérida, da lugar a aceites muy aromáticos, de color verde a principio de cosecha, con notas olfativas características como la almendra, el tomate y la manzana

El empeltre de Aragón da lugar a aceites amarillos y dulces, con un aroma característico que recuerda al plátano y la manzana.

La cornicabra originalmente de Toleso, que da aceites de sabor fuerte y muy aromáticos.

Elaboración

Las instalaciones en las que se extrae el aceite de oliva reciben el nombre de almazaras, que significa 'extraer', 'exprimir'. Recolectada la aceituna, se traslada a la almazara o molino en donde se criba y se lava con agua fría para eliminar hojas e impurezas. Posteriormente es almacenada en pequeñas pilas a la espera de ser molida.

Para obtener un aceite de calidad la aceituna debe procesarse en las 24 horas siguientes a su recogida. Se procede a molerla en un mortero o molino de rulo, donde se tritura para romper los tejidos en los que se encuentra el aceite, pero sin romper el hueso. La pasta que resulta se prensa envolviéndola en capazos redondos de esparto, que actúan como desagües, filtrando los líquidos y reteniendo los sólidos. El líquido, transvasado de una a otra tinaja, se decanta, por lo que libera al aceite de las sustancias que tenga en suspensión. Existe otro procedimiento en lugar del prensado, mediante el cual la pasta se bate y centrifuga por procedimientos mecánicos, sin añadir productos químicos ni calor, separando el aceite del resto de las sustancias. El molido y prensado de las aceitunas para la extracción del aceite de oliva virgen se realiza exclusivamente a través de procedimientos mecánicos o físicos. Este método es muy apreciado por quienes buscan un aceite biológico.

La pasta que resta es aún rica en aceite y se exprime de nuevo hasta tres veces más. Los residuos se conocen con el nombre de orujo. El aceite de la primera presión es el más valorado, y según se va exprimiendo de nuevo se obtienen aceites de diferentes calidades. Para obtener un litro de aceite de primera extracción se necesitan unos cinco kilos de aceitunas. El consumo durante el primer año asegura que sus cualidades estén intactas. Estos aceites se conocen con el nombre genérico de aceite de oliva virgen.

La acidez de un aceite de oliva viene determinada por su contenido en ácidos grasos libres y se expresa por los gramos de ácido oleico por cada 100 gramos de aceite. Estos grados no tienen relación con la intensidad del sabor, sino que son una pauta para catalogar los aceites de oliva.

Un aceite de oliva virgen que por su olor y sabor resulte defectuoso así como por tener una acidez superior a 3,3°, se conoce como aceite lampante, nombre que hace referencia al uso para lámparas de iluminación, ya en desuso. Una vez refinado y casi desprovistos de sabor, olor y color, se enriquecen con aceites de oliva vírgenes aromáticos y afrutados (encabezar) siendo así aptos para el consumo, comercializándose finalmente con el nombre de aceite de oliva refinado, mucho más económico que los demás.

Otras utilidades del aceite son como conservante de pescados azules (sardinas, atún), elaboración de cosméticos y para ser consumido en crudo envasado en perlas de gelatina.

Los restos sólidos (una especie de pasta) son conocidos como orujo, y los líquidos, denominados alpechín, procedentes de la extracción del aceite de oliva, son aprovechados como combustibles o como abonos orgánicos. Nada, pues, se desperdicia en la oliva.

Propiedades terapéuticas

Los últimos estudios insisten en que el ácido oleico se inserta en la membrana celular y regula la señalización mediada por receptores acoplados a proteínas G. Estas señales son las que ejercen el control de la presión arterial, de ahí sus efectos beneficiosos cardiovasculares, reduciendo la presión arterial, y la multiplicación celular, razón por la cual protege frente al cáncer y su multiplicación celular excesiva. Puesto que muchos de estos estudios han sido patrocinados por los productores de aceite de oliva, deberíamos ser cautos para aceptarlos.

Acción sobre la vesícula biliar

Desde antaño sabemos que una cucharada de aceite de oliva virgen, tomada en ayunas junto con unas gotas de zumo de limón puro, ejerce una acción colagoga, esto es, que provoca el drenaje de la vesícula biliar. Este efecto es de sumo interés para casos de litiasis biliar (cálculos) y cólicos, consiguiendo en pocos días vaciar totalmente la vesícula biliar congestionada.

Antiinflamatorio

La capacidad antiinflamatoria del aceite de oliva es uno de los efectos más estudiados. Se cree que se debe a la presencia en el aceite virgen de oleocanthal, uno de los compuestos responsables del sabor amargo del aceite, el cual parece inhibir también la ciclooxigenasa de tipo 1 y la de tipo 2, unos enzimas esenciales para explicar los procesos inflamatorios y dolorosos. Al igual que el medicamento ibuprofeno y el aceite de onagra, el oleocanthal actuaría finalmente sobre la síntesis de las prostaglandinas, lípidos que intervienen (en ocasiones negativamente) en los procesos inflamatorios y la tensión arterial. En general, tal y como la medicina natural ha demostrado, los alimentos de gusto amargo (alcachofas, cardos…) favorecen de modo decisivo la función hepatobiliar y controlan las reacciones inflamatorias.

Cosmética

El aceite de oliva virgen extra empieza a ser considerado como un elemento barato y fiable en el mundo de la cosmética, tanto por sus propiedades nutritivas, como hidratantes y antioxidativa. Bastaría que el lector se pusiera una ligera capa de aceite de oliva en su piel, dejándola absorber lentamente, para darse cuenta de cómo la piel queda a los pocos minutos sedosa y elástica.

Sus notorios efectos cosméticos se pueden resumir en:

Restaura los niveles de humedad de la piel, ya que posee grandes dosis de ácidos grasos esenciales.

Reconstruye las membranas celulares de la piel, gracias a la acción del ácido oleico.

Se utiliza como emoliente corporal para realizar masajes.

Tonifica la epidermis y le da firmeza.

Protección de la piel contra agentes ambientales externos.

Otros efectos

• Efectos sobre lípidos plasmáticos. El aceite de oliva, rico en ácidos grasos monoinsaturados, produce disminución del colesterol total y del LDL, con ligero aumento del HDL, y disminución de los triglicéridos totales.

• Efectos sobre tensión arterial. Dosis de 15-45 gr./día de aceite de oliva han demostrado una reducción de la tensión arterial.

• Efectos sobre la función endotelial. El endotelio, capa interna de las arterias en contacto directo con la sangre, juega un papel fundamental, ya que si no funciona bien puede favorecer la enfermedad coronaria. En este sentido, el aceite de oliva tiene un efecto beneficioso sobre esta zona.

• Ayuda a corregir el síndrome metabólico o resistencia a la insulina.

• Disminuye la trombosis y favorece la fibrinolisis (disolución de los coágulos sanguíneos).

• Efecto beneficioso sobre radicales libres por los polifenoles.

• Efectos globales de disminución del riesgo de enfermedad coronaria. Esta acción vendría a complementar a la dieta, disminución de grasas saturadas y aumento de las poliinsaturadas. También parece disminuir los efectos perniciosos de los temibles ácidos grasos trans.

En resumen

Aunque muchos de los datos relativos a sus propiedades son exagerados y demuestran el interés comercial por aumentar su consumo en detrimento de otros aceites de semillas, hay datos fiables que avalan sus efectos beneficiosos sobre la piel, el sistema endocrino (mejor control de diabetes, disminución de triglicéridos y aumento de colesterol HDL), el aparato digestivo (menor incidencia de cálculos biliares, menor secreción de jugo gástrico), arterias y venas (mejor función endotelial), determinados cánceres (cáncer de mama y colon) y articulaciones (artritis reumatoide). También podría, al igual que ocurre con los ácidos grasos esenciales, retrasar el deterioro de los factores intelectuales propios de la vejez.

CAPÍTULO 8

Otros remedios naturales relacionados

PLANTAS MEDICINALES QUE BAJAN EL COLESTEROL

ALCACHOFA
Cynara scolymus

Partes utilizadas:
Se emplean sus cabezuelas, especialmente su parte interna.
Composición:
Flavonoides, cinarósidos, cinarina, ácido caféico, ácido cítrico, láctico y málico.

Usos medicinales:
Es un potente estimulante del apetito, colagogo (favorece la expulsión de bilis) y colerético (aumenta la producción de bilis). Tiene acción diurética, laxante y digestiva, especialmente de las grasas. Se emplea con éxito en el tratamiento de las enfermedades hepatobiliares, incluida la litiasis. También mejora el exceso de colesterol llegando a corregirlo de una manera definitiva. Baja la tensión arterial alta, estimula la función renal deprimida, mejora el estreñimiento de una manera suave y cura la arteriosclerosis si se emplea continuamente. Es un remedio eficaz e inocuo para estimular el apetito en los niños.
Favorece la oxidación de los carbohidratos.

Otros usos:
La parte más activa son las ramas y las hojas. Cocinada pierde parte de sus propiedades, y el fruto, la parte que habitualmente comemos, es mucho menos eficaz medicinalmente que el resto de la planta.

Toxicidad:
No tiene toxicidad, pero no emplearla en la lactancia ya que su sabor puede pasar a la leche.

ALFALFA
Medicago sativa

La alfalfa que se utiliza para el consumo humano no contiene la fibra brruta que la recubre, imposible de digerir salvo por los rumiantes.

Partes utilizadas:
Se emplean los brotes frescos o la planta entera.

Composición:
Esteroides, biocanina y genisteína. Contiene calcio, fósforo, magnesio, cloro, sílice, aluminio, potasio, azufre, sodio y la mayor parte de las vitaminas, incluidas la K y la U. También aminoácidos como la fenilalanina, arginina, leucina, treonina, lisina y valina, así como sustancias estrogénicas.

También es rica en lipasa, coagulasa, invertasa, amilasa, emulsina, peroxidasa, proteasa y pectinasa, lo cual le da unas extraordinarias propiedades en la digestión de los alimentos.

Usos medicinales:
Antihemorrágica, antiulcerosa, estrogénica, Su mejor aplicación son las semillas germinadas, procedimiento por el cual se multiplican por cinco sus propiedades nutritivas. La planta entera, debidamente pulverizada y eliminada la fibra bruta es digestible por el hombre y muy útil para el tratamiento de la caída del cabello, la anemia, las hemorragias de cualquier tipo (incluso como preventivo) y el tratamiento del colesterol. Es un

excelente remedio para el tratamiento de las úlceras gastroduodenales, las gastritis y para estimular el apetito.

Otros usos:

Por su contenido estrogénico mejora las disfunciones hormonales en la mujer, especialmente en la menopausia, constituyendo así un elemento nutritivo mucho más inocuo que el administrar estrógenos sintéticos.

Fortalece el hígado, mejora la anemia, estimula la glándula pituitaria y posee acción contra los hongos. Reduce los dolores de la artrosis, el exceso de colesterol, la retención de líquidos y posee sustancias que neutralizan el cáncer de colon.

Purifica el aliento.

Toxicidad:

No tienen toxicidad, pero no administrar de manera continuada cuando exista riesgo de trombosis, ni en presencia de Lupus eritematoso y Pancitonemia.

Las semillas no se deben comer pues contienen canavanina (interfiere a la absorción del aminoácido arginina), salvo que ya estén germinadas.

ALGARROBA
Ceratonia siliqua

Partes utilizadas:

Se emplean la pulpa seca y las semillas.

Composición:

Sacarosa, glucosa, fructosa, proteínas, pectinas y grasas. Ácidos fórmico y benzoico, vitaminas, galactomanano y mucílago.

Usos medicinales:

Laxante (semillas) emoliente, astringente y antidiarreica a dosis pequeñas. La sabiduría popular emplea la pulpa en casos de diarreas infantiles por su efecto astringente, mientras que las semillas tienen el efecto contrario, ya que son laxantes y ayudan a corregir la obesidad al aumentar de volumen en el estómago y producir saciedad. La pulpa evita, además, los vómitos infantiles, por lo que puede emplearse en las diarreas de verano. Ayuda a adelgazar, mejora la diabetes y corrige el exceso de colesterol.

Otros usos:
En algunos establecimientos podemos encontrar ya preparada la harina de algarroba para preparar tortas y gachas.

Toxicidad:
No se conoce.

ALHOLVA (Fenogrego)
Trigonella foenum-graecum

Partes utilizadas:
Se emplean las semillas.

Composición:
Es rica en proteínas, lecitina, grasas, y colina. Contiene mucílagos, galactomanano, fitina y trigonelina,

Usos medicinales:
Se le reconocen acciones importantes para estimular el sistema nervioso, cardíaco y endocrino. Es uno de los mejores anabolizantes naturales que existen, pudiéndose emplear con cierto éxito para aumentar de peso. Abre el apetito, mejora la digestión y las dispepsias, actuando con un leve efecto laxante. Externamente se emplea para lavados de forúnculos, abscesos y vaginitis, así como para enjuagues bucales en la faringitis.

Es expectorante, alivia los dolores de garganta y los menstruales, corrige el estreñimiento, el colesterol elevado, baja la fiebre moderadamente, mejora la vista cansada, estimula el útero y reduce el exceso de azúcar en sangre.

Otros usos:
Se emplea contra los senos caídos, tanto por vía interna como externa. Con la harina se preparan estupendas mascarillas cutáneas de rejuvenecimiento.

Toxicidad:
No se conoce

BORRAJA
Borago officinalis

Partes utilizadas:
Se emplean las flores y las hojas.

Composición:
Contiene en abundancia calcio, sílice, potasio, mucílagos, resinas y antocianos. La presencia de alcaloides pirrilizidínicos y su acción sobre las prostaglandinas le da un interés especial en medicina. También posee alantoína y nitrato potásico. Las semillas contienen ácidos grasos oleico, gamma linoleico, linolénico (GLA) y palmítico.

Usos medicinales:
Es depurativa, emoliente, expectorante, diurética y rejuvenecedora. La presencia abundante de ácidos esenciales en sus semillas hace que su uso haya aumentado sensiblemente en el mundo entero. Se emplean, por tanto, en dismenorreas, esclerosis múltiple, piel seca, trastornos menstruales, menopausia, reguladora hormonal, estimulante del metabolismo, para disminuir el colesterol y como estimulante de las defensas. También para los quistes benignos de mama y la artritis reumatoide. Las hojas son antiinflamatorias, balsámicas y tienen propiedades diuréticas y sudoríficas, pudiéndose emplear en afecciones gripales y catarrales. Se pueden comer como verdura cocida. Externamente las hojas se emplean para curar heridas y pieles irritadas por su contenido en alantoína.

Otros usos:
Las flores tiñen de azul. Con la infusión se prepara una bebida refrescante.

Toxicidad:
No tiene toxicidad, y su sinergia se da con los omega 3. Por su efecto favorecedor en la producción de adrenalina, así como por su acción antigonadotropa, debe emplearse adecuadamente en afecciones dependientes de estas hormonas.

CEBADA
Hordeum vulgare

Partes utilizadas:
Se emplean las semillas.
Composición:
Sales minerales, alcaloides, enzimas, almidón, malta, vitamina E y ácidos grasos poliinsaturados.

Usos medicinales:
Es estimulante nervioso, antidiarreica y diurética. Se emplea como nutritiva, para mejorar la digestión, corregir las dispepsias y las diarreas. Aumenta la tensión arterial, es diurética y mejora la pielonefritis, las litiasis renales y el exceso de colesterol.
Otros usos:
Con ella se elabora la malta que se emplea para fabricar cerveza, whisky y un sucedáneo del café nutritivo y saludable.
Toxicidad:
No tiene toxicidad.

CEBOLLA
Allium cepa

Partes utilizadas:
Se utiliza el bulbo, aunque en cocina también se emplean las hojas.
Composición:
Contiene algo de vitaminas A, B y C y flavonoides. También se utiliza su bulbo que es rico en bisulfuro de alilpropilo, azúcar, inulina, quercetina, calcio y flavonoides.

Usos medicinales:
Es antibiótica, diurética, expectorante y antiinflamatoria. Se emplea con eficacia en casos de gripe, catarros bronquiales, fiebres y exceso de colesterol. También es eficaz para eliminar

142

parásitos intestinales, el hipertiroidismo, la diabetes, la arteriosclerosis y las neuralgias.

Para aprovechar sus cualidades debe consumirse cruda, aunque para mejorar su sabor y tolerancia se puede sumergir un momento en agua hirviendo o macerarse en aceite de oliva.

Externamente estimula el crecimiento del cabello, elimina las pecas, alivia el dolor de las picaduras de insectos al mismo tiempo que los aleja y diluido favorece la cicatrización de las heridas. Unas gotas de zumo en la nariz dicen que detiene drásticamente la histeria e incluso que cura la sordera por congestión mucosa.

Otros usos:
Hay quien la utiliza para limpiar el cobre y prevenir su oxidación.

También se emplea en la gota, las varices, las hemorroides, el reumatismo, la ciática, las enfermedades del corazón y el insomnio. Tiene una legendaria reputación para mejorar la visión nocturna, la fatiga visual, las cataratas e incluso la miopía. Para ello bastará con aplicar cada noche una pequeña cantidad de zumo de cebolla diluido en los ojos.

Toxicidad:
Como condimento no tiene toxicidad y solamente la esencia impone ciertas precauciones.

No emplear en personas con acidez estomacal o úlceras.

CÚRCUMA
Curcuma longa

Partes utilizadas:
Las raíces y hojas
Usos medicinales:
Se emplea como tónico estomacal pues estimula la producción de jugos gástricos, siendo adecuado para abrir el apetito y en la hipocloridia. Es colagoga, carminativa y reduce el colesterol.
Otros usos:

Forma parte de la salsa curry, mezclada con coriandro, jengibre, comino, nuez moscada y clavo.

Toxicidad:
Tiene efecto anticoagulante.

ESPINO BLANCO
Crataegus oxycantha

Partes utilizadas:
Se emplean las flores.

Composición:
Contiene purinas, colina, ácidos triterpénicos, crataególico, flavonoides, quercetol, ácido caféico, antocianinas, histamina, aminopurinas, taninos y vitamina C.

Usos medicinales:
Hipotensora, cardiotónica, calmante y antiespasmódico. Es el remedio de elección en toda la patología cardiaca, en especia la insuficiencia. Regula la tensión arterial alta y baja, la tensión descompensada y corrige las taquicardias y palpitaciones, especialmente de origen nervioso. Mejora la arteriosclerosis, el exceso de colesterol, y los espasmos vasculares. La corteza se empleaba contra la malaria. Su acción está más en la continuidad que en la dosis, ya que dosis más altas no tienen mejores efectos.

Otros usos:
Es una buena planta para elaborar deliciosos y útiles vinos medicinales. Con la madera se hacen útiles de torno y ebanistería.

Toxicidad:
No tiene toxicidad.

FUCUS
Fucus vesiculosus

Partes utilizadas:
Toda la planta

Composición:
Cloro, calcio, sílice, hierro, iodo, potasio, bromo, magnesio, vitaminas A, C y D, manitol, algina y laminaria.
Usos medicinales:
Remineralizante, anorexígeno (disminuye el apetito), depurativo. Se emplea mundialmente contra la obesidad, el bocio, la celulitis, el hipotiroidismo y la bulimia. Combate el exceso de colesterol.
Otros usos:
Externamente se emplea en pomadas, geles y lociones para el tratamiento externo de la obesidad, teniendo un pequeño efecto liposoluble local. Mejora la cicatrización de las heridas.
Internamente se emplea en tuberculosis cutánea, esclerosis vascular y tumefacción de los ganglios linfáticos.
Toxicidad:
Su grado de toxicidad es bajo y depende de la sensibilidad del individuo al yodo. No es conveniente administrarlo en casos de hipertiroidismo, hipertensión arterial o nerviosismo.

HARPAGOFITO (Garra del diablo)
Harpagophytum procumbens

Partes utilizadas:
Yemas y raíces
Composición:
Procúmbico, harpagoquinona, harpagósido, harpágido, flavonoides, esteroles, estaquiosa y ácidos triterpénicos.
Usos medicinales:
Antiinflamatorio. Es el remedio natural más empleado en las afecciones reumáticas, superando en la mayoría de los casos a los compuestos químicos. Actúa sinérgicamente con la Uña de gato. La ausencia de efectos secundarios y el hecho de que la curación llegue por la regeneración y no por el efecto analgésico, le hacen ser un antirreumático de primer orden. Tiene efectos analgésicos moderados y es eficaz en artrosis, artritis reumatoide y gota. No solamente se tolera bien a nivel

gástrico, sino que ejerce un efecto favorable en las afecciones gastrointestinales.

Otros usos:
Mejora las neuralgias, la prostatitis, el adenoma de próstata y el exceso de colesterol. También en litiasis renal.

Toxicidad:
Aunque no tiene toxicidad no administrar en el embarazo.

JENGIBRE
Zingiber officinale

Partes utilizadas:
Se emplea la raíz

Usos medicinales:
Alivia las náuseas y los mareos producidos por los viajes, también los vómitos matutinos de embarazada, y aquellos que son ocasionados por intolerancias medicamentosas. Es antiespasmódico, mejora la digestión de las grasas, y se emplean en las enfermedades producidas por frío, pues genera calor interno. Se le atribuyen propiedades para estimular las defensas, como antiinflamatorio y para reducir el colesterol y la hipertensión.

Otros usos:
Previene la formación de coágulos en la patología arterial. Para aliviar dolores de garganta, chupar un trozo de jengibre.
Externamente se emplea su aceite para sabañones, enfriamientos renales y enfermedades reumáticas.

Toxicidad:
Estimula la menstruación, por lo que no debe ser empleado durante el embarazo. Puede ocasionar, igualmente, acidez estomacal.

LLANTÉN MENOR
Plantago lanceolata

Partes utilizadas:

Se emplean las hojas que se recogen entre junio y julio.
Composición:
Mucílago, tanino, pectina, aucubina, catalpol.

Usos medicinales:
Similares al Llantén mayor. Con sus semillas se puede fabricar una pasta para endurecer tejidos. Combate las diarreas, aunque es igualmente un laxante suave, alivia las hemorroides y reduce el colesterol.
Otros usos:
Como depurativo, en diarreas, gastritis y como reconstituyente.
Toxicidad:
No tiene.

NARANJO AMARGO (Flor de Azahar)
Citrus aurantium

Partes utilizadas:
Flores y frutos
Composición:
Esencia de limoneno, hesperidia, glucosa, tanino y ácidos en las hojas.
Limoneno, pineno, citroneol, nerol, canfeno, linalol y geraniol en las flores.
Citral, hesperidina, vitaminas, enzima, pectina y flavonoides en la corteza de los frutos.
Usos medicinales:
La esencia de Azahar tiene efectos sedantes y antiespasmódicos. La cáscara del fruto es digestiva y venotónica. Las flores y, por tanto, la esencia, son un remedio tradicional contra el insomnio, la excitación nerviosa y el histerismo. Alivia la tos nerviosa y el estrés. La cáscara se emplea para las enfermedades venosas, especialmente hemorroides y varices, aunque también se le han encontrado buenos efectos en la arteriosclerosis. Mejora la resistencia capilar, los edemas por estancamiento venoso y la

tendencia a las hemorragias. Es un buen remedio para aplicar en el embarazo por su inocuidad.

Otros usos:

Recientemente se emplea el aceite de sus semillas para combatir el exceso de colesterol, ya que son muy ricas en ácidos grasos esenciales. Tiene sinergia con la cáscara del limón en la patología venosa.

Toxicidad:

No tiene toxicidad.

OLIVO
Olea europea

Partes utilizadas:

Se emplean las hojas y el aceite de sus frutos.

Composición:

Manitol, glucosa, resina, oleorropina, oleasterol y oleanol.

Los frutos son ricos en sales minerales, vitaminas A y D, ácido oleico, linoleico y palmítico.

Usos medicinales:

Hipotensor, diurético, hipoglucemiante (las hojas), antiarteriosclerótico. Favorece la dilatación de las coronarias, controla las arritmias, mejora la diabetes y tiene efecto diurético leve. Sus frutos, las aceitunas, son un buen remedio para bajar el colesterol, son laxantes, facilitan la evacuación de la bilis y aplicado externamente suavizan y nutren la piel. Tiene sinergia con el Espino blanco en la hipertensión

Otros usos:

Los restos de la aceituna una vez exprimida se emplean como alimento para el ganado, mientras que la madera se usa en trabajos de ebanistería y para hacer carbón vegetal.

Toxicidad:

No tiene toxicidad.

ROMERO
Rosmarinus officinalis

Partes utilizadas:
Se emplean las hojas que se pueden colgar a la sombra en pequeños ramilletes.

Composición:
Ácidos caféico, clorogénico y rosmarínico, taninos, resinas, flavonoides, pineno, canfeno, borneol y alcanfor.

Usos medicinales:
Carminativo, hipertensor, colagogo, antirreumático. Una extraordinaria planta comparable al popular Ginseng y que se emplea en decaimientos, hipotensión, insuficiencia biliar, amenorrea y espasmos digestivos. Mejora la memoria, estimula el sistema nervioso y tiene efectos contra el exceso de colesterol.

Otros usos:
Externamente es un buen remedio contra la calvicie, las heridas y la dermatitis seborreica. Es antiparasitario, antineurálgico y antirreumático local.

Toxicidad:
No tiene toxicidad. No emplear la esencia en prostatitis o embarazo.

ZARZAPARRILLA
Smilax aspera

Parte utilizadas:
Se emplea la raíz.

Composición:
Contiene sobre todo saponinas, almidón, colina, sales minerales y oxalato de cal.

Usos medicinales:
Es sudorífica, diurética y depurativa. Se emplea como diurética para favorecer la expulsión de la urea y el ácido úrico, por lo que es útil en la gota y el reumatismo. También es eficaz en la nefritis, litiasis renal y como tratamiento depurativo interno de las enfermedades de la piel. Favorece la digestión, mejora la

absorción de los nutrientes y activa el metabolismo. Ayuda a bajar la hipertensión y las cifras altas de colesterol.

Otros usos:

Se le atribuyen propiedades para curar la sífilis. Tiene sinergia con las hojas del nogal como depurativa y eliminar el ácido úrico. Existe una variedad, la Smilax médica, que se da en Méjico, que es más eficaz y tiene fama como afrodisíaca y estimulante genital masculina.

Toxicidad:

No tiene toxicidad.

LECITINA DE SOJA

La lecitina es un compuesto graso rico en fósforo, o más exactamente, tiene la composición de una grasa, sólo que los ácidos que esterifican la glicerina están constituidos por un radical fosfato unido a una base de nitrógeno.

Procedencia

La podemos encontrar es mayor cantidad en la yema de huevo, pero además abunda en los aceites de soja, de girasol, en el aceite de algodón, en el pescado, en el hígado y por supuesto formando parte de la estructura de todas las células orgánicas. Está presente en el plasma sanguíneo y en los hematíes de la sangre. También la podemos localizar en el cerebro, los tejidos nerviosos, en el riñón, el hígado, el corazón y formando parte de la bilis.

Propiedades orgánicas

Tiene la facultad de ser emulsionante de las grasas, es decir, hace que las grasas sean ligantes con el agua. Esta interesante propiedad favorece la digestión de las grasas, deshace los grumos y acúmulos de grasa y colesterol, favoreciendo además la penetración de estas sustancias al interior de las células y su consiguiente combustión.

Cuando tomamos grasas, ya sean sólidas o líquidas, llegan a nuestro estómago donde son trasformadas por la bilis que segrega nuestra vesícula. Esta labor se la facilitamos si tomamos lecitina, ya que la ingestión de esta grasa fosfolípida hará que se emulsionen las ingeridas con mayor facilidad.

Las grasas, gracias a la digestión estomacal, quedan convertidas en pequeñas gotitas, pero es la acción de la bilis la que transforma en gotas finísimas que formará una emulsión en el duodeno, sobre la que actuará con facilidad la enzima lipasa segregada por el páncreas, que es quien en realidad las desdoblará en glicerina y ácidos grasos.

La bilis, sustancia fabricada en el hígado, es segregada justo en el momento en que llegan al duodeno las grasas junto con los otros alimentos. Ahora bien, si la vesícula biliar funciona mal, es insuficiente, la bilis no llega en el momento justo o en la cantidad requerida. Es entonces cuando las grasas no quedan divididas en esas partículas tan pequeñas, a pesar de que la lipasa pancreática tratará de dividirlas con su efecto enzimático y permitir así su absorción por la pared intestinal. Por este motivo las personas que tienen patologías hepáticas y no pueden metabolizar adecuadamente las grasas, tienen problemas digestivos frecuentes y deben eliminar las grasas saturadas de su dieta.

Las grasas en el proceso digestivo

Cuando exista un problema en la digestión de las grasas es el momento de empezar a tomar suplementos de lecitina junto con nuestros alimentos. Así, cuando las grasas procedentes de la comida lleguen al duodeno, la primera porción del intestino delgado, la lecitina suplementaria se unirá a los alimentos y mezclada con los jugos gástricos contribuirá a una mejor digestión.

Pero, ¿qué ocurre con estos alimentos después de haber atravesado la pared abdominal? Sabemos que los almidones pasan convertidos en glucosa a la sangre, las proteínas en forma de aminoácidos y la grasa se recompone de nuevo para pasar al torrente circulatorio.

Todas las grasas tienen la propiedad de ser solubles y miscibles entre sí, de ahí que el colesterol tienda a formar compuestos más grandes y complejos con las grasas, dando lugar a grupos pastosos que recubren las arterias o se depositan originando placas pegajosas que se denominan ateromas. Tanto los grupos como las placas reaccionan con el calcio que esté libre en la sangre, dando lugar a sales insolubles y duras que llegarán a formar la arteriosclerosis.

Por todo ello es fundamental ir eliminando de la alimentación las grasas saturadas, o sea las sólidas, para ir dando paso a aquellas grasas más líquidas y poliinsaturadas, puesto que cuánto más ligero es el aceite mejor para el sistema circulatorio.

Muchas de las patologías del metabolismo de las grasas pueden ser corregidas con la lecitina. Su propiedad de ser un agente emulsionante de las grasas también sigue actuando en la sangre, evitando la formación de grupos de grasas con el colesterol y la sangre.

Aporte extra de lecitina

La lecitina y el colesterol de la sangre varían según la edad, teniendo una mayor concentración de lecitina los niños y personas jóvenes. Alrededor de los 20 años de edad se encuentra en mayor proporción y sólo sigue así en las personas sanas, pero en las personas con problemas circulatorios y biliares predomina el colesterol.

Para solucionar este problema hemos de aportar a nuestro organismo la cantidad de lecitina que va perdiendo con los años, sin olvidar además que es un componente de la membrana celular y su ingestión en el organismo se traduce en una acción rejuvenecedora.

Otra característica importante a tener en cuenta es que este compuesto es rico en fósforo orgánico de fácil asimilación, el alimento ideal para el cerebro. Todas las personas que desarrollan trabajos intelectuales tienen un desgaste mayor de fósforo que aquellas que realizan trabajos manuales, por lo que es muy recomendable que estas personas tomen lecitina a diario para proporcionar a su cuerpo el fósforo que pierden mediante su trabajo intelectual.

Debido a la particular constitución del cerebro y la médula espinal, es aconsejable que las mujeres embarazadas tomen suplementos que aseguren el suficiente aporte de grasas poliinsaturadas y fósforo, indispensables ambos para la buena formación del bebé.

Como ya la publicidad se ha encargado de repetirnos, la lecitina es el mejor remedio natural para controlar el exceso de colesterol, al mismo tiempo que facilita la digestión de las grasas, moviliza las que puedan existir en exceso (por ello se le atribuyen propiedades adelgazantes), alimenta nuestro cerebro con fósforo, recompone la membrana celular y posee un ligero efecto rejuvenecedor. De igual modo, actuaría en el deterioro cognitivo propio de la edad avanzada, incluso en el Alzheimer, la demencia senil o, simplemente, la falta de memoria inmediata.

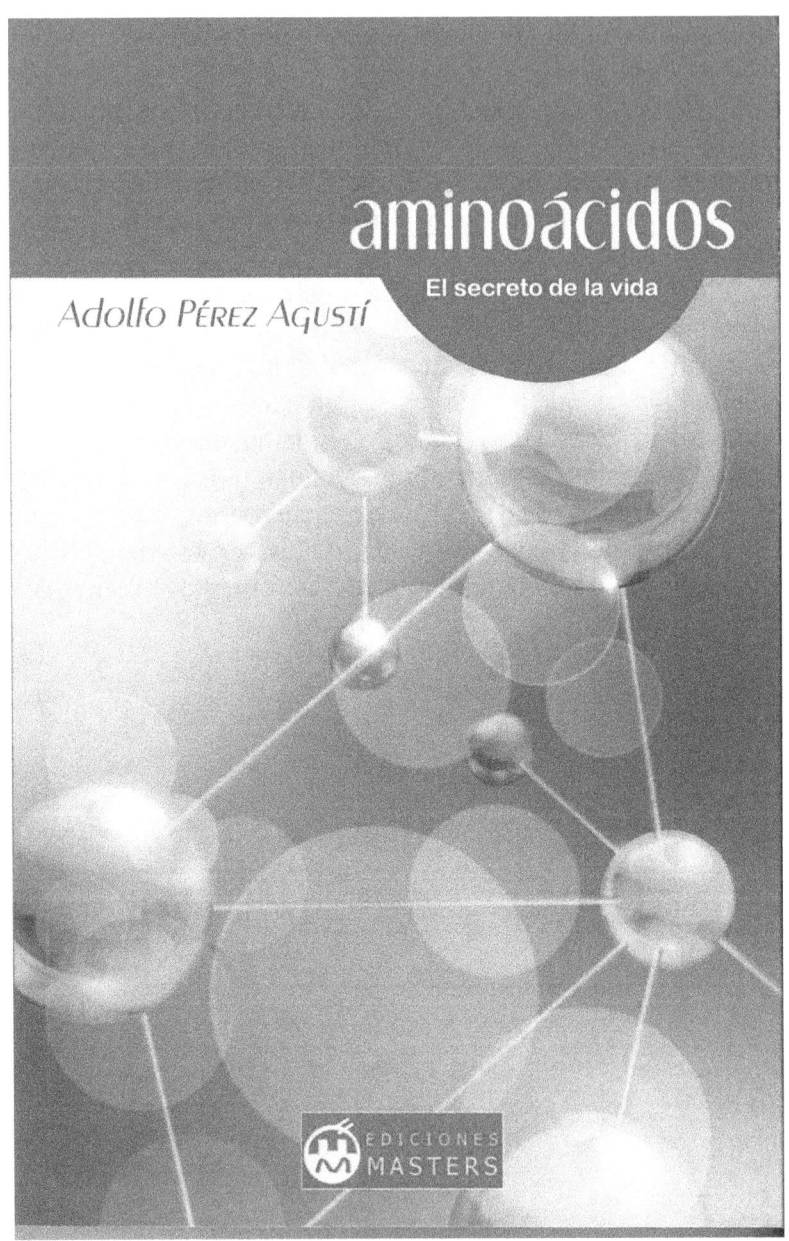

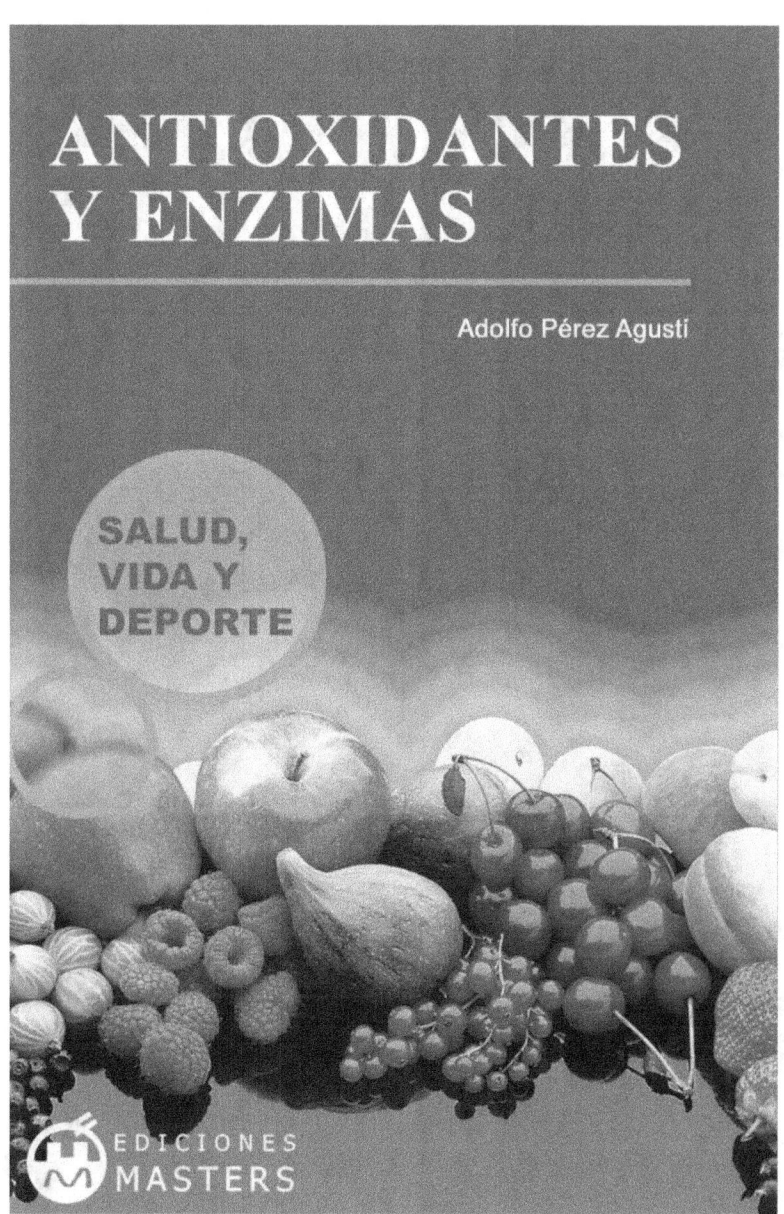

ANTIOXIDANTES Y ENZIMAS

Adolfo Pérez Agustí

SALUD, VIDA Y DEPORTE

EDICIONES MASTERS

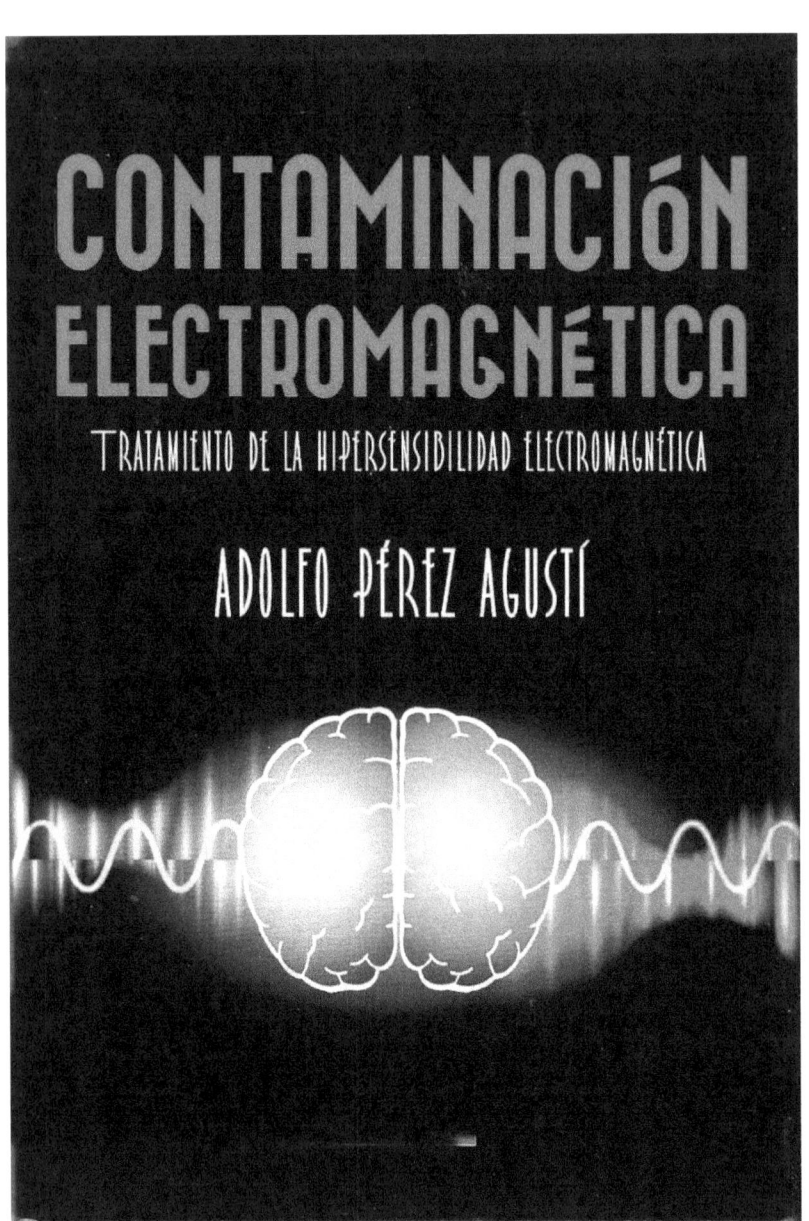

CONTAMINACIÓN
ELECTROMAGNÉTICA
Tratamiento de la hipersensibilidad electromagnética

ADOLFO PÉREZ AGUSTÍ

CURACIÓN
CON
OLIGOELEMENTOS
Y MINERALES

SALUD, VIDA Y DEPORTE

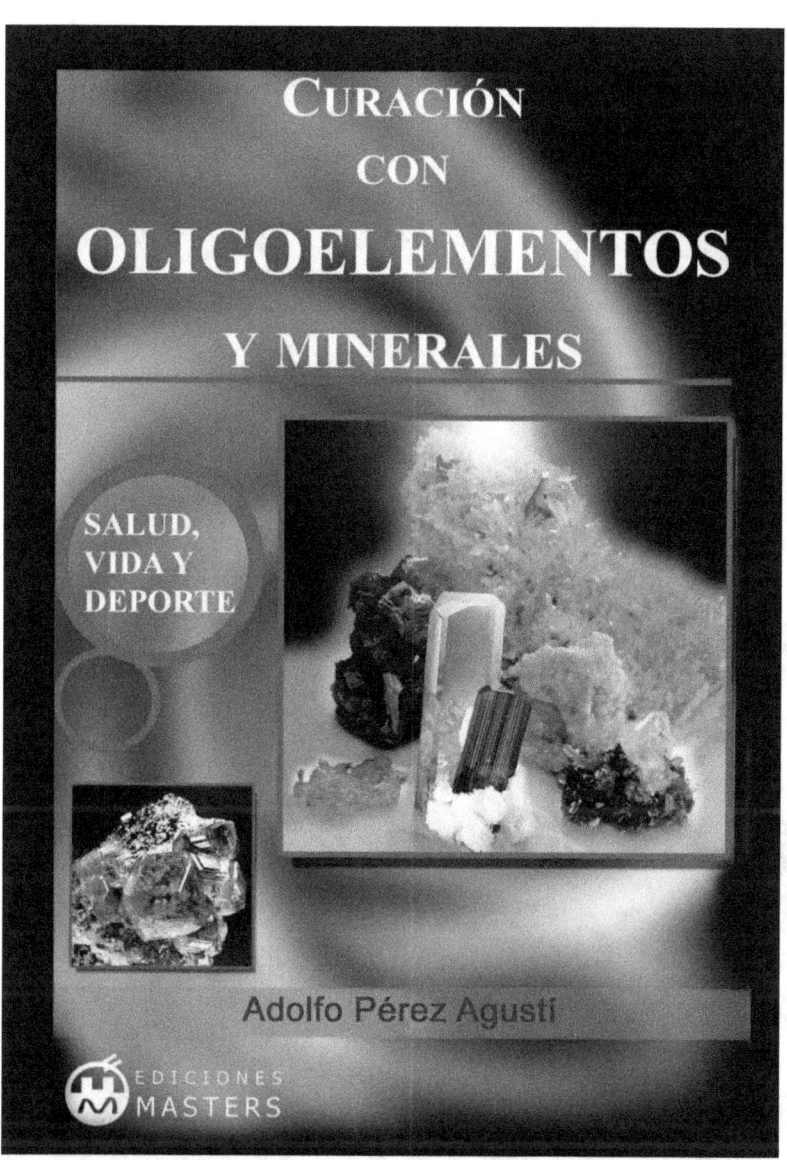

Adolfo Pérez Agustí

EDICIONES
MASTERS

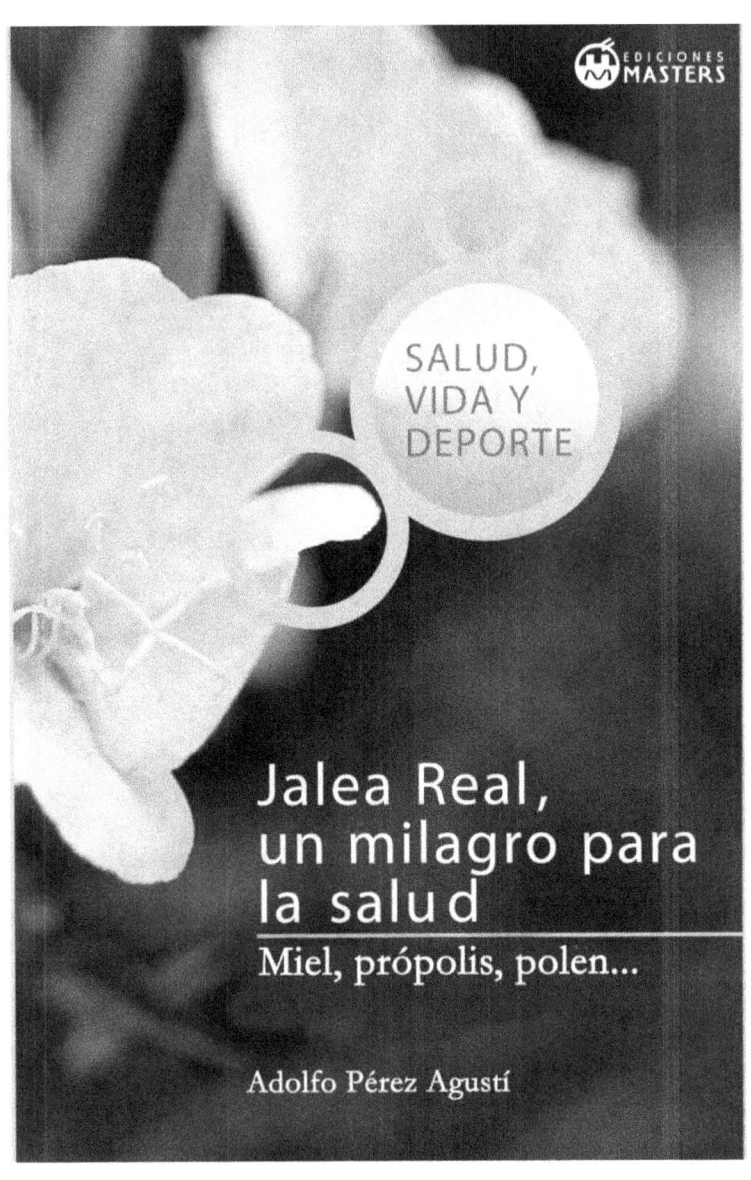

SALUD,
VIDA Y
DEPORTE

EDICIONES
MASTERS

Jalea Real, un milagro para la salud

Miel, própolis, polen...

Adolfo Pérez Agustí

www.ingramcontent.com/pod-product-compliance
Lightning Source LLC
Chambersburg PA
CBHW070913290526
45795CB00001B/310